U0343077

国家社会科学基金项目研究成果
江苏大学专著出版基金资助出版

农民重大疾病保障水平及适宜度研究

周绿林　张心洁　著

科　学　出　版　社

北　京

内 容 简 介

本书是国家社会科学基金项目研究成果之一。

重大疾病是导致农村居民因病致贫、因病返贫的重要原因。研究参合农民重大疾病保障水平、适宜度及其支付制度,是解决重大疾病问题的基础和重要途径。本书基于国内外理论研究成果,深入研究了当前最新的重大疾病相关理论及实践情况,运用阿玛蒂亚·森的可行能力理论构建了参合农民重大疾病保障水平测量模型,形成了相应的保障适宜度评价方法,并结合各种支付方式的特点,对参合农民重大疾病保障支付制度进行了深入研究,最后提出了适合我国国情的参合农民重大疾病保障的对策建议。

本书既可以为医疗保障管理、卫生事业管理、人口学、社会学等研究领域的教师和研究生教学提供参考,又可以为相关管理部门制定重大疾病保障政策提供参考。

图书在版编目(CIP)数据

农民重大疾病保障水平及适宜度研究/周绿林,张心洁著.—北京:科学出版社,2017.12

ISBN 978-7-03-056251-7

Ⅰ.①农… Ⅱ.①周… ②张… Ⅲ.①农民-医疗保障-研究-中国 Ⅳ.①R197.1

中国版本图书馆 CIP 数据核字(2017)第 331915 号

责任编辑:郭海燕/责任校对:张凤琴
责任印制:张欣秀/封面设计:陈 敬

科学出版社出版

北京东黄城根北街 16 号
邮政编码:100717
http://www.sciencep.com

北京建宏印刷有限公司 印刷

科学出版社发行 各地新华书店经销

*

2017 年 12 月第 一 版 开本:787×1092 1/16
2017 年 12 月第一次印刷 印张:10 1/2
字数:249 000

定价:**78.00 元**
(如有印刷质量问题,我社负责调换)

前　言

重大疾病是导致我国城乡居民发生因病致贫、因病返贫问题的重要原因。我们在长期的研究中发现，农村居民的重大疾病保障问题相当严峻。提高农村居民的重大疾病保障水平一直是党和政府乃至全社会关注的重大民生工程。党的十八大报告明确提出要建立重特大疾病保障和救助机制，并先后于2010年和2012年出台了按病种补偿的新农合重大疾病保障制度和按费用补偿的农村居民大病保险制度。

在此背景下，我们申请了国家社会科学基金项目并获得资助（项目名称：参合农民重大疾病保障水平、适宜度及支付制度研究）。我们的基本观点：一是重大疾病是导致参合农民"因病致贫、因病返贫"的重要原因；二是从质与量统一上看，医疗保障水平并非越高越好，医疗保障费用支出要与生产力发展水平及各方面的承受能力相适应，要把握好保障水平的适宜范围，即"度"；三是支付制度对医疗服务供需双方具有激励和制约的双重效应，是规范医疗行为、控制医疗费用、调整保障水平至适宜范围的重要"抓手"。在随后的几年中我们围绕这些问题开展了实地调研和访谈，从微观入手深入研究农村居民重大疾病患者的保障情况，本书即是研究成果的展现。

党的十九大报告指出，新时代的主要矛盾已经转化为人民日益增长的美好生活需要和不平衡不充分的发展之间的矛盾。毋庸置疑，农村居民因病致贫、因病返贫是该矛盾内容的一个重要方面。从这个意义上说，本研究获得的成果只是初步的，对农村居民重大疾病保障问题的跟踪研究仍然有其必要性。

本项目自2012年启动，历时4年时间完成，在项目的申请、讨论、调研和结项过程中得到了很多同仁、研究生及调研地区主管部门同志的帮助和关心，入户访谈也因为得到众多农村居民重大疾病患者的理解和支持才得以顺利进行。尽管课题组成员在研究过程中全力以赴，但由于农村居民重大疾病保障问题涉及的领域广、问题复杂，同时受研究能力和时间所限，整个研究中难免存在疏漏和错误，请专家和读者多提宝贵意见。最后，特别感谢国家社科基金、江苏大学专著出版基金及科学出版社对本书出版的支持和帮助。

著　者

2017.12.18

目　录

第一章 绪 论

第一节 研究背景及目的

一、研究背景

重大疾病是导致农村居民发生因病致贫、因病返贫问题的重要原因。提高参加新型农村合作医疗制度农民（以下简称参合农民）的重大疾病保障水平是党和政府乃至全社会关注的重大民生工程。2010 年、2012 年，中央先后出台了按病种补偿的新农合重大疾病保障制度和按费用补偿的农村居民大病保险制度。其后，党的"十八大"明确提出了建立重特大疾病保障和救助机制。伴随城乡经济的快速发展，农村居民因重大疾病造成的困境还在继续深化。根据国务院扶贫开发领导小组办公室（简称扶贫办）建档立卡数据可知[①]，截至 2014 年年底，因病致贫和返贫的贫困户有 1256 万户，占建档立卡贫困户总数的 42.4%，而 2013 年时这一比例仅有 37.8%。与此同时，"刻章救妻"、"抢钱救儿"、"锯腿保命"等因重大疾病造成的极端案例仍时有发生，2016 年年初发生在山东农村的"烙铁烫癌"事件再次冲击了社会道德底线，同时削弱了群众对政府和社会医疗保险制度的信任。此外需要注意的是，对大病患者本身及其家庭来说，重大疾病带来的困境不仅体现在疾病经济负担上，还可能造成参合患者未来就业和劳动能力的减弱、健康状况的下降，甚至弱化这一群体的社会关系并减少其发展机会，形成恶性循环并造成代际贫困。为此，参合农民重大疾病保障问题日益引起党和政府的重视。

2010 年卫生部发布的《关于开展提高农村儿童重大疾病医疗保障水平试点工作的意见》（卫农卫发〔2010〕53 号）提出先以儿童"两病"为切入点，在农村地区开展新农合重大疾病保障试点工作，积极探索减轻农村居民重大疾病负担的有效途径[②]。2012 年 3 月，国务院办公厅印发了《"十二五"期间深化医药卫生体制改革规划暨实施方案》，将"探索建立重特大疾病保障机制"列入健全全民医保体系的八项任务中，努力推进重大疾病保障工作走上新的台阶。2012 年 8 月，国家发展改革委、卫生部等六部委联合发布《关于开展城乡居民大病保险工作的指导意见》（发改社会〔2012〕2605 号，以下简称 2605 号文件），旨在更大范围建立城乡居民的大病保障制度和减轻城乡居民的疾病经济负担。2014 年国务院医改办颁布了《关于加快推进城乡居民大病保险工作的通知》（国医改办发〔2014〕1 号）。国务院办公厅又出台《关于全面实施城乡居民大病保险的意见》（国办发〔2015〕57 号），明确指出要在 2015 年年底实现大病保险对所有城乡居民的全面覆盖，有效减轻大病患者的就医负担，并在 2017 年建立比较完善的大病保障制度。2016 年 3 月 24 日，中华人民共和

---

① 财经杂志. 疾病已成为贫困增量产生的主要原因之一. https://mp.weixin.qq.com/sLBoibviEdLrow0ixVOIU16A.2017-9-28。

② 根据卫农卫发〔2010〕53 号文件可知，儿童"两病"是指儿童急性白血病和先天性心脏病两类疾病。

国国家卫生和计划生育委员会（简称卫生计生委）在部署实施 2016 年健康扶贫工程时特别指出，要降低建档扶贫对象大病保险报销的起付线和个人实际支出，会议同时还提出要选择经济负担重、社会影响大、治疗效果确切和诊疗路径清晰的 9 种大病实行单病种付费，切实减轻贫困家庭的大病经济负担。可见，做好参合农民重大疾病保障工作不但具有重要的现实意义，而且具有时代紧迫性。

但发展至今，参合农民重大疾病保障制度建设尚存在很多基础性的问题没有解决。当前参合农民重大疾病保障制度总体包含两项制度，即 2010 年提出的新农合重大疾病保障制度和 2012 年提出的新农合大病保险制度[①]。尽管二者均是以参合农民为对象和以解决因病致贫、返贫问题为目的，但二者在大病概念、基本属性及经办管理等方面尚未清晰界定，导致统筹地区在落实参合农民重大疾病保障工作上还存在诸多不足和薄弱环节。如无法明确参合农民重大疾病到底应该按病种概念界定还是按照费用概念界定，因为新农合基金有限，且随着制度覆盖范围和保障水平的提高，新农合基金使用率不断提高，采用何种方式界定大病概念，将直接关系新农合基金的支出方向和支出重点。再比如合规医疗费用范围的界定，虽然 2605 号文件提出扩大保障范围之合规医疗费用范围，但因为缺少对"合规"概念的明确表述，大多数统筹地区在实际操作中都是避繁就简，以新农合目录为准设定合规医疗费用范围，导致大病保险制度设计与运行效果差距较大。加之主管部门是以政策补偿比衡量各个统筹地区的新农合基本医疗和大病制度的保障水平的，因此，参合农民的实际保障水平难以估计。陈文辉（2013）在研究中指出，如果以新农合 50% 的实际补偿比计算的话，大病患者的实际补偿比甚至低于 20%。但截至目前，尚无学者就上述问题进行系统地研究并给出明确的回答，这直接影响了未来参合农民重大疾病保障制度的建设和发展，亦同时突显出新农合重大疾病保障水平相关问题研究的复杂性。

综上可见，我国参合农民重大疾病保障制度建设具有明显的现实重要性、时代紧迫性和问题复杂性，尽管国家在保障参合农民重大疾病方面做了很多工作和努力，但收效甚微。从根本上讲，科学健全的参合农民重大疾病保障制度首先应该解决以下问题：①参合农民重大疾病保障制度的制度定位，主要涉及以下三个方面：一是参合农民重大疾病概念的界定；二是参合农民重大疾病保障对象的确定；三是明确参合农民重大疾病保障制度建设的目标是实现健康绩效还是经济绩效；②参合农民重大疾病保障水平和适宜度范围的确定及评价方法的选择，只有解决好这个问题，才能对当前参合农民重大疾病保障制度的现状进行科学定位和分析，为未来建立完善的参合农民重大疾病保障制度奠定基础；③优化参合农民重大疾病保障水平的提升路径，尤其是建立完善的参合农民重大疾病保障支付制度，为健全我国参合农民重大疾病保障制度提供理论支撑。

二、研究目的

健康是人最基本的权利，国家在保障国民的健康权益上负主要责任。尽管近年我国农村经济得到快速发展，农村居民人均纯收入显著提高，且城镇化建设促进一大批农业人口转移到城镇。但必须认识到，当前我国农村人口依旧众多，城乡之间收入差距广泛存在且

---

① 根据 2605 号文件可知，城乡居民大病保险制度旨在保障新农合参合患者和城镇居民医保参保患者的大病医疗费用负担，结合研究对象的差异，研究将前者称为新农合大病保险，后者称为城镇居民医保大病保险。

有逐步扩大趋势。数据显示[①]，2015 年中国居民 20%高收入群体人均可支配收入（54 544元）是 20%低收入人群（5221 元）的 10.45 倍。2000～2014 年，农民内部 20%高收入群体与 20%低收入群体之间的收支差由 6.47 倍增长到 8.65 倍；城乡之间 20%高收入群体的收支差由 2.18 倍增加到 2.57 倍，20%低收入群体的收支差也由 3.91 倍增加到 4.05 倍。随着医疗卫生费用的快速增长，农村居民显然比城镇居民更容易发生因病致贫、因病返贫。正如世界银行行长 James D 所说，富裕中的贫困才是我们这个世界最大的挑战[②]。近年来，国家试图通过建立参合农民重大疾病保障制度，切实解决因病致贫、因病返贫问题，但从制度实际运行效果看，参合农民因病致贫、因病返贫的问题尚未得到有效解决，反而出现了一定反弹。除了医疗费用快速上涨、疾病谱的改变等原因外，重大疾病保障制度建设不完全本身就是一个关键因素。这也恰好验证了邓小平同志在 20 世纪 80 年代所说的"制度是具有根本性、全局性和稳定性的"[③]。

本研究以参合农民为对象，基于森的可行能力理论，将参合农民重大疾病保障水平的测量、评价和优化提升路径置于一个分析框架。整个研究过程旨在解决以下三个问题：①通过描述我国及样本地区参合农民重大疾病保障现状，建立重大疾病影响参合农民可行能力的理论分析框架，并采用回归分析方法予以证明，为后续研究提供理论支撑；②基于森的可行能力理论，从经济和非经济两个视角出发，构建参合农民重大疾病保障水平的评价指标体系，并选取科学、可行的方法进行测度，而后对测量结果进行全面分析和评价；③基于前述分析，提出优化参合农民重大疾病保障制度提升路径，尤其是支付制度的对策建议，为建立完善的农村居民医疗保障体系和提高参合农民的医疗保障水平提供理论和实证支持。

第二节 国内外研究现状及评述

为全面把握国内外关于重大疾病问题的研究现状，研究将围绕研究主旨从重大疾病概念及分类、重大疾病保障水平影响因素、重大疾病保障水平的测量与评级，以及重大疾病保障支付模式等几个方面对国内外现有研究成果进行梳理，为后期研究提供理论支撑和借鉴参考。

一、关于重大疾病概念及分类的相关研究

重大疾病概念最早出现在 1982 年的南非重大疾病保险中，最初仅包含心肌梗死、冠状动脉绕道术、癌症及中风等 4 种疾病（Robert W，2007）。其随后迅速进入英国、美国、新加坡等发达国家及地区的商业保险市场，保障内容和支付方式也随之多样化，不再简单归属于寿险市场，而是逐步进入商业健康保险和社会医疗保险领域（Propper，2009；Dr Qun Meng MD，2012）。东南亚一些国家和地区的重大疾病保险偿付还包括因丧失独立生活能力而导致的损失，并为一些终末期病患提供保障（Bhakta B，2003）。但是，上述重大疾病保险始终是以营利为目的的商业保险，被保险人在享有重大疾病保险带来的利益的同时，

---

① 资料来源：发改委员会：收入差距在扩大高低倍差超 10 倍. http://news.163.com/16/0411/08/BKC0AV920001124J.html，2016-4-11.
② 《2000/2001 年世界发展报告》翻译组.2000/2001 年世界发展报告：与贫困作斗争. 北京：中国财政经济出版社.2001。
③ 邓小平：党和国家领导制度的改革，http://www.qstheory.cn/zl/llzz/dxpwid2i/200906/6200906304642.htm. 2009-6-30.

还存在被其挤出的风险。而且，随着人们经济条件的改善和生活水平的提高，各种疾病（如肿瘤、慢性疾病）的发病率不断提高，严重威胁人类的生命健康（董伟，2012）。即便是人均 GDP 一直名列世界前位的美国，每年还有近半数的破产家庭是由医疗费用过高造成的[①]。为此，世界各国纷纷开始在社会医疗保险体系中构建重大疾病保障制度，以期减轻因重大疾病带来的高额医疗费用负担。

当前，业内学者关于重大疾病概念的界定方式主要有两种，一种是从医学视角出发的，即将疾病损害人体健康严重程度作为判定标准。医学上的大病通常包含两类，一类是以艾滋病、结核病、疟疾为代表的传染性疾病，这类疾病不仅会给患者家庭带来沉重的经济负担，还具有较大的社会危害性（Pitayanon S，1997；Ngalula J 等，2002）。各国一般将其列入国家公共卫生计划项目，我国也是如此，传染性疾病至今都是我国卫生计生委重大疾病防治工作的重点[②]；另一类是以癌症、糖尿病、心血管疾病为主的非传染性疾病，这类疾病普遍具有治疗周期长、预后效果差、治疗费用高昂等特点，与社会经济发展水平提高密切相关（Eiko Saito，2014；Jae-Woo C，2015）。印度一项报道显示，平均每例癌症患者给家庭带来灾难性卫生支出的可能性比传染病患者高出 160%，平均每例心血管疾病患者带来的风险则比传染病患者高出 30%（Shobhana R 等，2000；Ajay M，2001）。

2007 年中国保险行业协会和中国医师协会共同制订的《重大疾病保险的疾病定义使用规范》首次正式提出"重大疾病"的概念，概念所指重大疾病主要包含恶性肿瘤、急性心肌梗死、脑中风后遗症等 25 种重大疾病。詹长春等（2013）在研究中对从病种角度界定重大疾病的概念内涵做了系统阐述，认为应从疾病的临床诊断和社会影响两个方面进行衡量，治愈率低、死亡率高或者治疗时间长、波及范围广的病种应该优先考虑；此外，对个人经济负担影响大，或病情得不到治疗和控制且容易危害到他人健康和利益的病种也需重点考虑。冯黎（2009）基于农村居民的主观评价定义了"大病"概念，认为大病应是指花了很多钱治疗的、或者病得很厉害的疾病，其中包含慢性病和因病造成的劳动能力丧失等。

另一种是从经济学视角出发的，即以患者实际花费的医疗费用作为判定标准。其中应用最为广泛的是 WHO 提出的灾难性卫生支出（catastrophic health expenditure，CHE）概念，即用一个家庭自付的医疗卫生支出达到或者超过家庭可支配收入的一定比例来衡量，一旦家庭支出超过这一比例则认为发生了灾难性卫生支出（Berki S，1986；Filmer D 等，2002）。但是在实际的研究中，有学者指出家庭可支配收入并不能准确反映家庭的实际支付能力，因为当收入不足以支付支出需求时，人们还可以通过借贷的方式筹集资金（Kei K 等，2002）。很多国家和地区的学者认为，家庭支付能力比家庭收入更能够准确地反映家庭的实际购买能力（Ke Xu，2003；Ke Xu，2005；Steven B，2015）。但因为家庭支付能力指标在实际操作中很难测量，所以学者们常用家庭可支配收入代替家庭收入或者家庭支付能力（Deaton A，2000；Ranson MK，2002；Wagstaff A，2003；Steven B，2015）。

关于灾难性卫生支出的测量，常用的指标有灾难性卫生支出发生率和灾难性卫生支出差距，分别用于反映特定总体在某个时期内灾难性卫生支出发生的广度和深度（Wagstaff A，2003）。Sekhar Bonu 等（2009）利用印度的样本调查数据量化分析了印度灾难性卫生支出

---

① 一场大病就能拖垮中产家庭美国半数破产案源于高昂医疗费 http://news. sina. com. cn/w/2005-02-03/15365035357s. shtml. 2015-2-3.

② 资料来源：2009 年国务院《关于深化医药卫生体制改革的意见》。

发生的频率及影响因素，研究结果显示，不同界定标准会直接影响一国灾难性卫生支出家庭的发生比率。关于灾难性卫生支出发生率的具体判定标准设定，不同学者的观点不尽相同。其中，应用最广泛的当属 WHO 提出的 40%的衡量标准（Ke Xu，2003；Murray CJL，2012）。Berki（1986）提出 5%、10%、20%的衡量标准，中国学者赵郁馨等（2004）、陶四海等（2004）等将其用于欧盟项目支持的农村家庭灾难性卫生支出研究中。Kasper J A（1975）和 Heeley E（2009）等学者分别在研究中提出了 15%和 30%的衡量标准。

对于从经济学视角界定大病的概念，国内学者亦进行了广泛的研究。杨金侠等（2005）认为衡量大病不仅应看医疗费用支出的绝对量，更要看医疗费用支付水平的边际大小，即患者及其家庭的经济承受能力。李晓敏等（2013）将大病界定为，一是需要住院治疗且医疗花费大的疾病；二是常年用药且累计开支较大的疾病；三是病情较严重，长时间内影响正常生产活动的疾病。与其他国家从经济视角界定重大疾病概念的思路有些差异的是，我国学者关于大病概念的界定多是以实际金额作为衡量标准的。如高梦滔等（2005，2006）将所有需要住院治疗或者医疗费用总额在 5000 元以上的疾病均视为"大病"；乔勇等（2009）将大病界定为住院费用超过 1000 元，或者住院费用小于 1000 元、但门诊费用超过 1000 元，或者住院及门诊未达 1000 元而误工超过 90 天。

综上可见，国内外学者虽围绕重大疾病保障问题均开展了广泛的研究，但关于重大疾病概念的界定，学者至今未形成统一的标准。我国学者关于重大疾病问题的研究起步较晚，无论是按病种界定或是按费用界定重大疾病概念均依托于国外已有的研究，与中国实际结合的较少。但毋容置疑的是，无论是按病种或者是按费用界定重大疾病概念都具有其现实的必要性，而且对该问题的研究会直接影响后续研究的方向和结果，因此也是本文研究的重点。

二、关于重大疾病保障水平影响因素的相关研究

1.关于非制度因素对重大疾病保障水平的影响

国内外学者的诸多研究成果显示，经济发展水平、社会团结程度、人口因素及制度结构等因素均是影响重大疾病保障水平的关键因素（Ramses，2008）。Margaret E.Kruk 等（2009）基于对 40 个中低收入国家的调查研究显示，25.59%的家庭需要通过借贷或变卖家产支付医疗费用，在低收入国家这种现象更为严重。低收入国家因为医疗保障水平低，患重大疾病的概率高于中高收入国家，相对来说更容易陷入贫困，进而在经济收入水平和医疗保障水平之间形成恶性循环（董伟，2012）。周绿林等（2011）基于对中国江苏省的实证分析，进一步揭示了经济发展水平对重大疾病保障水平的影响作用，研究指出经济发展水平落后会直接影响重大疾病保障水平的提高。马志雄（2013）在对中国四川 1105 个农户的微观调查数据研究中分析了不同经济状况农户在大病冲击下的筹资能力和筹资行为，并指出贫困程度越高的大病农户筹资约束问题越严重，而贫农户"因贫致病"、"因病致贫"和"因病致病"的风险则越大。明显可见，经济因素在大病患者及其家庭的灾难性卫生支出发生中扮演着十分重要的角色（Brinda EM，2014）。

然而，灾难性卫生支出的发生风险并不会随个人收入的增加而消失，正如贫困不会因为经济发展水平的提高而消亡一样。但学者普遍认为，当个人现金自付比例低于 15%时，发生灾难性卫生支出的概率会很小（Kei K，2002；Ke Xu，2003）。方豪（2003）、赵郁馨

（2004）等学者先后通过对我国黑龙江、甘肃等省份患者个人现金自付医疗费用的研究，指出随着家庭卫生支出中个人现金自付比例的增加，家庭发生灾难性卫生支出的风险也呈现逐渐增强趋势。因为社会保险制度是通过建立社会风险共担机制分担社会风险的，所以需要个人和家庭共同筹资。就缴费标准来说，社会成员应根据收入水平承担缴费义务，不与健康状况和卫生保健需求挂钩，这样人们在遭遇重大疾病风险时发生灾难性卫生支出的概率就越低（Guy Carrin，2008；Makinen.H，2010；Melanie Lisac，2008）。

诸多研究显示，人口因素也是影响重大疾病保障水平的一个重要因素（Sahn D E 等，2003；John Ataguba 等，2009）。世界银行 1994 年的研究报道显示，贫困人口与老龄人口较其他群体更易发生灾难性卫生支出，收入水平和年龄层次结构均是影响重大疾病保障水平的重要因素。Rama Joglekar（2008）利用世界健康调查（WHS）（在印度六个地区 10 750 个家庭所做的调查）数据分析得出，有老人和儿童的家庭相比没有这两类人群的家庭更容易遭受灾难性卫生支出。土耳其学者 Adnan Kisa（2010）在研究中指出，有老年人的家庭发生灾难性卫生支出的比例（4.3%）要远高于没有老年人的家庭（0.7%）。Christoph K（2014）亦基于对弱势群体灾难性卫生支出的研究指出，年龄增加会增加灾难性卫生支出发生的可能性，因此老年人相对更容易产生高额医疗费用。学者李晓敏（2014）亦利用二项 Logistic 模型，对中国农村贫困地区农户大病成员的医疗服务利用影响因素进行了量化分析，研究除证实了经济条件对大病成员医疗服务利用的显著制约作用，指出贫困大病成员较富裕大病成员更易放弃就诊外，还指出年龄对大病患者就诊选择的显著负向影响，认为大病患者就诊概率会随其年龄的升高而逐渐降低。

此外，左延莉等（2009）通过比较分析我国上海、北京和南宁三个城市六种疾病的住院患者医疗费用发现，疾病的严重程度也是导致灾难性卫生支出的重要原因。George（2009）等在对乔治亚州的研究中指出，在公共财政投入不足和高贫困率的背景下，住院服务费用和慢性病患者是导致该国灾难性卫生支出发生率从 1999 年的 2.8% 上升到 2007 年的 11.7% 的主要原因。SharifaEzat WP（2012）对马来西亚 89% 的农村进行的调查研究显示，不断攀升的医疗费用是重大疾病发生的最为重要的原因。孙晓杰等（2010）引入社会资本变量，通过对银川和西宁城市居民灾难性卫生支出数据的综合分析指出，有慢性病患者成员的家庭遭受灾难性卫生支出的比率相较没有慢性病患者成员的家庭要高得多，家中慢性病患者人口数为 0 人、1 人和 2 人及以上的发生灾难性卫生支出的比率分别是 0.25、0.50 和 0.55。李晓敏（2013）利用 TPM 模型分析指出慢性大病患者相对于非慢性大病患者更倾向于不就诊，因此直接影响了患者的医疗保障水平。

2.关于制度因素对重大疾病保障水平的影响

为减少灾难性卫生支出和因病致贫、因病返贫问题的发生，提高国民的健康水平和保障国民的健康权益，世界各国积极建设自身的医疗保险制度和重大疾病保障制度。Narayanan D 等（2007）对印度两种医疗保险制度"ACCORD"和"SEWA"在降低灾难性卫生支出方面的效果及影响因素作了分析，结果表明两类医疗保险中分别有 67% 和 34% 的住院患者无须支付自付费用，但有住院患者的家庭中仍然分别有 4% 和 23% 发生了灾难性卫生支出，医疗保险补偿比例越低的家庭越容易发生灾难性卫生支出。Rama Joglekar（2008）认为，投保医疗保险的家庭遭受灾难性卫生支出的概率将下降 10%，而且医疗保险的普及可以从整体上降低个人自付费用。Ursula Giedion 等（2009）通过实证分析中等收入国家的医疗保险制度实施效果，认为哥伦比亚通过实施"分摊医疗保险"和"救助医疗保险"显著降低了农村居民、低收入人群和个体执业人群的就医经济风险，其中个体执业者和雇员的灾难性卫生支出分别下降了61%和13%。Jeannette 等（2011）基于对哥伦比亚等国家的研究指出，没有医疗保险的低收入家庭相对更容易发生灾难性卫生支出。A Skroumpelos（2014）基于对希腊慢性病患者自付医疗费用与灾难性卫生支出关系的研究指出，在政府收紧医疗保险政策时，希腊灾难性卫生支出的发生率由2010年的3.6%提高到2013年的7.8%。Saumya Misra（2015）亦基于对北印度的勒克瑙市的灾难性卫生支出规模、分布和影响因素等的分析指出，医疗保险对防止家庭陷入灾难性卫生支出具有重要作用。

但也有学者对这一观点持有不同看法，如 Björn Ekman（2007）采用定量分析方法，研究了低收入国家医疗保险对灾难性卫生支出的影响；研究认为，医疗保险非但没有对灾难性卫生支出风险提供保障，反而增加了这一风险，这与医疗服务提供过程中的质量和监督等问题相关。中国学者解垩（2008）利用中国健康与营养调查（CHNS）的调查数据分析了1989～2006年医疗保险对中国城乡家庭的反贫困效应，认为医疗保险对减少收入不平等的作用收效甚微；同时利用 TIP 贫困曲线分析表明，实行医疗保险补偿后，城乡因病致贫率并未降低，医疗保险在减少灾难性卫生支出方面的作用有限。练乐尧等（2010）亦基于对城市贫困家庭的多因素分析指出，拥有医疗保障的家庭发生灾难性卫生支出的可能会降低，但仅仅依靠医疗保障提供低水平、最基本的保障很难完全解决贫困人口的健康问题。Sujin Kim（2015）亦基于研究指出，非贫困癌症患者的灾难性卫生支出相较于贫困患者得到了更大程度的降低；并指出，卫生系统应该更多地关注贫困人口的疾病负担，增加对穷人的财政保护。

综上可见，对于影响患者重大疾病保障水平的非制度因素，学者的关注重点主要集中在经济因素、人口因素及疾病的严重程度等方面；而关于制度因素的影响，主要是探讨医疗保障制度或重大疾病保障制度本身对患者重大疾病保障水平的影响。关于前者的讨论，学者的观点相对统一，即经济收入水平低（包含贫困人口）、年龄大及疾病严重的患者相对更容易发生因病返贫和因病致贫，因而也是制度的重点保障对象；而关于制度因素的讨论，业内学者基本持有两种相反的观点，即一部分学者认为建立医疗保险或者重大疾病保障制度能够减轻患者的重大疾病负担和提高重大疾病保障水平，另一部分学者则认为医疗保险不仅没有减轻患者的经济压力，反而增加了这种风险，而且当前的医疗保障水平整体还处于较低的水平，需要进一步地提高和改进。

三、关于重大疾病保障水平评价的相关研究

1.关于重大疾病保障水平评价方法研究

保障水平是社会医疗保险制度目标与效果的集中体现，保障水平高低直接关系社会医疗保险制度的未来发展与完善（李亚青，2012）。研究以"保障水平"为关键词，在多个数据库上检索与之相关的文献，通过整理分析发现，业内关于保障水平的研究成果数量有限，且大多集中在对社会保障水平和养老保障水平的测量与分析上，如穆怀中（2003、2013）、袁志刚等（2009）、王亚柯等（2013）等。通过对医疗保险保障水平评价方式的梳理和分析

发现，常见测量评价方法有两种：

第一种是采用定性评价方法。从医疗保险制度的运行效果的某个侧面进行评价，如Wagstaff（2009）、封进（2010）、代涛（2015）等。陈之楚（2007）则将医疗保障水平定义为健康水平，从健康存量角度出发选取人均期望寿命、婴儿死亡率、孕产妇死亡率三项指标对医疗保障水平进行评价。刘国恩等（2011）从医疗服务利用效率方面进行评价。而程令国（2012）则选择从医疗保险制度的覆盖面进行评价。

第二种是采用量化分析方法。具体的评价手段主要有两种，一是借用穆怀中（1997）提出的社会保障水平测量方法对医疗保障水平进行测量评价，如王兰芳（2006）、周绿林（2014）、韩宇（2013）等；二是直接利用医疗费用或者卫生总费用占GDP的比值进行衡量，如徐倩（2003）、詹长春等（2013）等。仅有个别学者通过建立专门的评价指标体系进行测量和评价，如Capuno J（2015）运用一套社会健康保险指标体系对菲律宾和越南的医疗保险制度进行了评价，研究结果表明，医疗保险制度在避免灾难性卫生支出方面的作用有限。

另外，因为灾难性卫生支出概念亦是业内公认的一种评价重大疾病保障水平的方法，所以亦有大量学者采用实证分析方法研究了不同国家和地区灾难性卫生支出的发生概率、不同收入水平国家及一个国家内不同收入水平人民的灾难性卫生支出发生情况（Owen O'Donnell，2010）。Ke Xu（2003）基于对59个国家的家庭调查数据与灾难性卫生支出的变量回归分析发现，灾难性卫生支出在一些转型期国家和拉美国家发生比例最高。2011年中国灾难性卫生支出的发生率为12.9%，相较2003年非但没有下降反而有所上升，因此提高重大疾病保障水平迫在眉睫（Qun Meng等，2012）。土耳其学者Mahmut（2010）通过对土耳其国内8558个家庭（城市家庭5930个，农村家庭2628个）的卫生支出调查发现，0.6%的家庭会发生灾难性卫生支出，收入低的家庭灾难性卫生支出的发生概率更高，农村家庭发生灾难性卫生支出的概率是城市家庭的2.5倍以上。此外，个人和家庭自付医疗费用越高的家庭应对大病风险的防范能力越差（Brinda EM，2014）。

2.关于我国参合农民重大疾病保障水平评价研究

在新农合重大疾病保障制度没有实施前，关于参合农民重大疾病保障水平的评价研究主要集中在新农合制度上。虽然学者普遍认为新农合制度在保障参合农民基本医疗服务和减轻疾病经济负担方面发挥了重要作用（何世文，2009；周绿林等，2011；周忠良等，2012）；但是关于新农合对减轻参合患者的大病经济负担和灾难性卫生支出的效果方面，很多学者都持否定态度（赵郁馨，2004；孟庆跃，2009），认为新农合未能减少参合农民的门诊和住院自费费用，而且保障水平总体偏低（解垩，2008；Wagstaff，2009）。于长永等（2012）、于殿江等（2013）在研究中指出，与职工医保相比，农民的疾病经济负担仍然较重，新农合的实际补偿比例、受益水平和保障程度较低，农民个人满意度并不高。Shi W等（2010）基于河北、山西和内蒙古自治区的数据得出，新农合政策实施后，参合农民的大病支出仅下降1.4%，因病致贫率下降0.6%，总体还维持在较高水平。同样，Sun X等（2010）利用山东临沂的农户调查数据发现，参合农民大病支出2009年相较2004年仅下降了0.73%。尤其是新农合在保护农村居民抵御大病经济风险、缓解因病致贫状况方面没有实现制度应有的目标（Yi Hongmei，2009）。但也有学者持有不同观点，如潘杰等（2013）在研究中指出，从实施情况看，医疗保险制度的全面覆盖有利于提高参保居民的健康水平，尤其是大病保险政策的实施更利于提高弱势群体的健康水平。

自从参合农民重大疾病保障制度实施以来，开始有学者将关注的焦点转向参合农民重大疾病保障水平的测量评价上。当前主流的测量评价方法有两种：

一种是采用定量方法进行评价。其具体包含两个方面，一是借鉴国外学者关于灾难性卫生支出程度的测量方法，结合地区实际进行比较研究（赵郁馨，2004；王丽丹，2012；陈仁友，2012）；二是依据 WHO 提出的重大疾病合理保障水平标准，采用某一单一指标进行测量和评价，常用的指标有"重大疾病医疗保险支出占 GDP 的比重"、"重大疾病医疗费用政策范围内补偿比"、"重大疾病医疗费用实际补偿比"等（常文虎等，2005，孙梅等，2011；陈仁友，2012；周绿林等，2011；詹长春等，2013）。

另一种则是采用定性方法进行评价。如别红宝（2011）通过对农村儿童重大疾病医疗保障工作的分析指出，该项工作使患儿及时得到了医疗救助，明显减轻了患儿家庭经济负担，完善和补充了新农合及医疗救助制度。徐凌忠（2014）基于利益相关者理论，通过问卷调查分析从商保机构、医疗机构和大病患者等多个角度考察了山东省大病保险政策的实施效果和满意度；结果显示，山东省大病保险实施整体顺利，且有效减轻了农村居民大病患者的疾病经济负担，在一定程度上抵御了灾难性卫生支出。

此外，也有少数学者采用定性与定量相结合的方法对参合农民的重大疾病保障水平进行评价，如段婷等（2014）采用描述统计方法对 2013 年吉林省农村居民大病保险的实施效果进行了评价；结果显示，吉林省农村居民大病保险统筹层次高、人均筹资水平高、受益面广、赔付方案梯级增长，对大病患者经济负担减轻作用显著。毛瑛等（2015）运用"结构-过程-结果"的公共政策分析方法构建大病保险评价指标体系，对大病保险制度设计、政府支持、基金运行状况等内容进行了分析评价；研究认为陕西省旬邑县大病保险制度已经较为完备、灾难性卫生支出发生率有一定下降、大病保险基金筹集和运行情况良好，但是大病保险参保率有待提高、保障水平仍有上升空间等。许建强等（2015）利用描述性统计分析，从补偿情况、受益构成、避免家庭灾难性卫生支出的发生作用及成本效果四个方面分析了 2013 年山东省某县农村居民大病保险基金补偿使用情况及效果；结果显示当前新农合大病保险基金透支现象严重，急需扩展筹资来源。

综上，参合农民重大疾病保障制度可以说是我国的特色产物，国外学者甚至我国学者在新农合重大疾病保障制度建立前都少有这方面的研究。因此，研究首先梳理了国内外学者关于医疗保障水平的主要测量和评价方法，其中也包含灾难性卫生支出的测量和评价。而后，研究梳理了我国学者关于参合农民重大疾病保障水平的测量和评价成果。研究发现，无论是国外还是国内、无论医疗保障水平还是重大疾病保障水平的测量评价，基本的测量评价方法主要有两种，一是定性方法，二是定量方法；其中，前者主要是对现有政策和文献的梳理，后者则主要是借助某一指标或者是参照灾难性卫生支出的测量方法进行评价。从研究视角看，上述研究均是从经济视角出发，即均以评价重大疾病保障制度及医疗保障制度对减轻患者疾病经济负担为目标。

四、关于重大疾病保障支付模式的相关研究

选择何种医疗费用支付方式直接关系医疗服务供需双方及医保机构的政策导向，在医

疗资源配置中杠杆作用明显（桂莉，2012）。韩国是全球在最短时间内实现全民健康保险目标的典型国家，韩国政府在减免重症高额疾病患者医疗费用负担方面采取了积极有效的措施，其中包括限定患者最高自付标准和按照收入水平排名确定参保患者补偿额的惠民政策，不仅减轻了韩国癌症、心脏病等重大疾病患者的经济负担，也大大提高了整个韩国的健康保险保障水平（Peabody JW 等，1995；Carrin G，2004）。瑞士政府同样也制定了重大疾病患者最高自付限额标准，当参保居民年度医疗费用达到 700 法郎（1 法郎≈6.6 人民币）时，瑞士政府对于超出部分医疗费用全部免费（Frank RG，2009；Guessous I，2012）。美国、德国等国家虽没有建立单独的大病保障制度，但其医疗保险制度设计本身就是基于大病保障的思想，主要体现在对制度设计中关于设定个人医疗负担封顶线、降低自付比等方面的考虑。Margaret E.Kruk（2009）研究同时指出医疗服务的供方预付制度有利于控制医疗费用降低就医经济风险，开展重大疾病保障工作对减轻患者，尤其是低收入患者的高额医疗费用负担有重要意义。Sujin Kim（2015）通过对韩国扩大癌症患者和心脑血管保障受益范围政策的比较研究指出，扩大癌症患者保障受益范围对降低该国的灾难性卫生支出具有明显的积极影响。但是，Feldstein（1973）认为，重病医疗保险承保范围越大，全社会"过度消耗"的医疗服务所造成的"福利损失"也就越大，这会减少对其他商品和服务的消耗，而后者的边际效用远胜于前者。

就参合农民重大疾病保障制度的支付来说，新农合重大疾病保障主要是按病种支付方式进行结算，实际运行中，既有采取按病种定额付费或者按病种限额付费的，也有采取按病种定额和限额结合方式付费的，旨在达到提高大病患者实际补偿比例和降低不合理医疗费用支出的双重目标（刘小青，2014）。农村居民大病保险则主要采用按费用方式进行结算。周贤君（2013）认为，具体补偿支付机制的设计必须在对大额医疗费用补助和对小额医疗费用报销之间找到一个让两者都能发挥作用的点，以应对提高大病抗风险能力与扩大社会受益面的矛盾。项莉等（2015）通过分析西部 L 市农村居民大病医疗保险补偿模式及补偿效果，认为应该科学设置起付线、补偿比例、补偿范围，取消封顶线，完善大病医疗保险补偿方案。安徽省大病保障制度在操作中实行按病种付费、定点救治、分级医疗与提高医疗保障水平四方面的紧密结合，但在政策推进中，还存在分解收费、临床路径执行不到位、基层医疗机构的服务能力亟需提高等问题（徐恒秋，2012）。因为农村居民重大疾病保障机制是对新农合基本医疗保险的补充和完善，所以重大疾病补偿支付机制的设计过程中要注意与新农合支付机制的结合，以及对医疗保险现有支付方式的借鉴（项莉等，2015）。此外，还可以通过建立新农合重大疾病追加补偿模式和实施省级统筹管理，提高重大疾病医疗保障水平（焦克源，2011；刘晓梅，2012；程斌，2012）。

基于上面的分析可知，重大疾病保障支付方式的选择和设置与重大疾病概念的界定存在明显的关系，且差别主要体现在医保对医疗服务供方的付费办法上。具体来说，对于按病种概念界定的重大疾病，多采用按病种付费办法，但因为我国按病种付费缺乏规范，所以多采用简单的定额或者限额付费的支付方式；对于按费用概念界定的重大疾病，其支付方式是与基本医疗保险制度衔接的，本身不存在单独的支付办法，这也使重大疾病保障制度的控费与基本医疗保障制度的控费紧密相关。对于医疗服务需方来说，支付方式的选择无外乎起付线、封顶线和共付比例的设置，但具体标准确定则与基金规模和基金可持续性相互关联。

第三节　研究内容和研究方法

一、主要研究内容

课题围绕参合农民重大疾病保障水平、适宜度及支付制度建立这一主线展开研究，在深入分析国内外相关研究状况和参合农民重大疾病保障发展现状的基础上，运用有关理论和方法，探讨本研究的理论构架，探寻重大疾病对参合农民可行能力的影响机制、参合农民重大疾病保障水平及适宜度测量模型、参合农民重大疾病保障支付制度，提出具有较强可操作性的、提升参合农民重大疾病保障水平的对策建议，并进行实证研究。主要研究内容如下：

1.参合农民重大疾病保障现状研究

测算评价参合农民重大疾病保障水平和设计支付制度，首先应了解我国参合农民重大疾病保障的现状。关于这部分内容，研究做了两个方面的分析：①基于文献收集和政策梳理，了解我国参合农民重大疾病保障的基本情况，一是我国参合农民重大疾病保障制度的发展演变历程，二是参合农民重大疾病保障制度的基本内容，研究从基金筹资、支付方式和经办管理等方面进行阐述；②选择山东、安徽和云南等参合农民重大疾病保障制度建设比较有代表性的省份，结合已有学者的研究和官方公布的文件、公报等资料，进一步了解参合农民重大疾病保障制度的具体执行情况，具体将从基金筹资、支付方式和经办管理等方面进行阐述，为测量评价参合农民重大疾病保障水平和完善提升路径提供研究基础。

2.重大疾病影响参合农民可行能力的实证研究

研究重大疾病对参合农民可行能力的影响机制和作用路径，为下文构建参合农民重大疾病保障水平测量模型提供理论支撑。但为了增加研究的科学性和结论的适用性，研究在这部分是以2013年CGSS数据为基础进行实证分析的。总的来说，这部分主要包括以下三方面内容：①重大疾病影响参合农民可行能力的机制和路径。研究以参合农民罹患重大疾病作为分析的逻辑起点，从重大疾病影响参合农民经济和非经济福利状况两方面内容做具体分析。②采用多元线性回归分析方法验证重大疾病对参合患者经济可行能力的影响，如对参合患者个人经济收入状况和家庭经济收入状况的影响等。③分别采用多分类有序Logistic模型和样本选择模型验证了重大疾病对参合农民非经济可行能力的影响，如对参合患者健康状况、就业状况的影响等。

3.重大疾病保障水平评价指标体系和模型的构建

国内关于医疗保障水平的测量，大多借鉴穆怀中（1997）提出的社会保障测量模型，或者利用WHO在2000年提出的灾难性卫生支出概念，对保障水平进行估计和测量。但由实际测量结果可以看出，上述借鉴与我国的国情结合不够紧密，实际测量值偏小，与实际状况不符。另外，使用单一指标衡量参合农民的重大疾病保障水平显然也是不科学的，正如WHO对健康的定义，健康不仅要考虑到身体的情况，还要考虑到社会、心理、精神等因素对人体健康的影响。这部分主要包括：①确定参合农民重大疾病保障水平模型构建的原则和思路；②在森的可行能力理论框架下筛选评价指标,构建评价指标体系;③选择测量方法;④合理确定重大疾病保障水平适宜度范围和比较的规则和方法;⑤确定疾病福利损失指数的计算方法。

4.重大疾病保障水平测量和评价方法的运用

基于前述分析,本研究重新构建了参合农民重大疾病保障水平的评价模型,并应用合适的方法对其进行了计算。具体来说,运用第五章构建的参合农民重大保障水平评价模型对参合农民重大疾病保障水平及适宜度情况进行规范测量和分析,而后基于不同的转换因素,对参合农民重大疾病保障水平进行了扩展分析。此外,研究还计算了样本地区参合患者疾病福利损失指数,以综合评价样本地区参合农民重大疾病保障情况。

5.参合农民重大疾病保障支付制度研究

通过对目前主要支付方式及其特点的研究,结合样本地区在参合农民重大疾病保障制度资金筹资、支付方式和经办管理等方面存在的问题和原因,研究在坚持收支平衡、公平优先、技术可行和动态发展等原则的前提下,从支付对象、支付范围和支付方式等方面入手提出了我国参合农民重大疾病保障支付制度的优化方案,为科学设计参合农民重大疾病保障支付制度提供理论参考。

6.参合农民重大疾病保障水平提升对策研究

基于前述关于参合农民重大疾病保障现状、影响因素、保障水平测量评价及重大疾病保障支付制度等内容的分析,研究在此部分提出了进一步提升参合农民重大疾病保障水平的基本原则和具体措施。

二、研究的主要方法

1.文献研究法

首先利用 CNKI 数据库、维普中文科技期刊数据库、万方数据库、ISI of Web Science 数据库、Elsevier 数据库等中英文数据库及百度等搜索引擎工具查阅有关重大疾病、灾难性卫生支出、重大疾病保障水平及适宜度范围、支付制度及重大疾病保障制度提升对策建议的相关文献。同时整理和分析了国家及江苏省和各样本地区卫生和计生委员会网站、统计局网站的相关文件,以了解业内关于参合农民重大疾病保障的相关理论成果、研究现状和理论不足,为筛选参合农民重大疾病保障水平评价指标体系、建构重大疾病保障水平评价模型和完善保障水平提升路径提供借鉴和参考。

2.实地调研法

实地调研过程主要包含三个步骤:一是选择样本地区;二是设计调查问卷;三是开展调研。具体来说,研究以江苏省作为样本模拟我国东、中、西部的区位、经济差异,分别在苏南、苏中、苏北各选取 2 个县(分别为江阴、溧阳、泰兴、丹徒、高邮、大丰),每个县选 1~2 个镇,再在每个镇选 2~3 个村,总计 6 县 23 村进行实证分析(详见表 6-1)。同时,研究在查阅相关资料、文献和相关文件的基础上分别设计了访谈提纲、调查表和入户调查问卷,其中：①访谈提纲主要面向县、乡两级卫生主管部门领导（附录2）；②《农民重特大疾病保障调查表》主要面向新农合主管部门，旨在了解样本地区的整体情况，主要包含新农合基本情况、农村居民大病保险情况、医疗救助情况和近5年农村居民重大疾病保障情况等内容（附录1）；③《参合大病患者医疗费用负担情况调查问卷》主要针对参合大病患者，旨在了解大病患者接受大病保障制度保障前后的可行能力状况，包括经济和非经济两方面（附录3）。调查的具体实施包含两个阶段，第一阶段从2015年6月至2015年8月，主要进行面上调查，了解样本地区重大疾病保障的整体情况；第二阶段是从2015年9月至2016年1月，主要进行入户调查，从微观层面了解参合农民的重大疾病保障情况。

3.定量分析法

研究应用的主要定量方法如下：①运用描述性分析方法对样本地区的重大疾病保障情况和入户调研数据进行整理分析，为后续研究奠定基础；②分析重大疾病对参合农民可行能力的影响过程中，先后通过建立多元线性回归模型、多分类有序回归模型、样本选择模型等分析重大疾病对参合农民经济和非经济可行能力的影响；③在森的可行能力理论框架下，结合因子分析法和模糊评价法构建了参合农民重大疾病保障水平评价指标模型，并进行了实证分析和适宜度评价；④基于医疗保险精算平衡理论，通过构建动态的精算模型和人口增长模型匡算新农合重大疾病保障制度筹资对新农合基金可持续运行的基础，为完善新农合重大疾病保障制度提供数据支撑。定量分析过程主要采用Excel 2013、SPSS 20.0和STATA 12.0软件。

4.定性分析方法

本研究应用的主要定性分析方法如下：①基于实证过程中对合管办的工作人员和参合患者进行深入访谈，研究采用扎根理论方法对参合患者参保意愿及行为和重大疾病保障机制的运行过程进行质性分析，通过对数据进行初始编码、聚焦编码和理论编码，探寻重大疾病保障制度运行中存在的问题，为构建参合农民重大疾病保障机制奠定理论基础；②在参合农民重大疾病保障支付制度构建的过程中，研究运用逻辑演绎的分析方法，在森的可行能力理论和健康经济学相关理论的研究框架下，探讨参合农民重大疾病保障制度的内在逻辑。

5.实证研究

实证分析自始至终是本研究的一条主线。研究以参合农民为主要研究对象，但因为调研周期和内容的限制，想在全国范围内开展调研工作极具难度，于是研究选取江苏省作为样本地区进行实证，对参合农民的重大疾病保障现状和保障水平进行分析测量。江苏省地处华东，苏南、苏中、苏北的典型区位、经济差异类似于中国东、中、西部的地理和经济差异，具有不同于其他省份的特殊优势。具体来说，研究是以江苏省为例，选择6个新农合统筹地区，对参合农民重大疾病保障现状、保障水平及适宜度等内容进行实证研究，分析不同转换因素下参合农民重大疾病保障水平的差异及原因，同时判断各地区保障水平的适宜性和保障制度的合理性。但是，在重大疾病影响参合农民福利状况的路径和机制方面，为增加研究的适用性和科学性，研究是以2013年CGSS数据为基础进行分析的，数据来自公开的中国综合调查网站①。

---

① 截至2016年，2013年数据是CGSS数据对外发布的最新数据，一方面2014年和2015年的数据还在整理中，另一方面2014年数据是关于老年社会数据的专题调查，不符合研究主题。

三、研究的技术路线

本研究的技术路线见图 1-1。

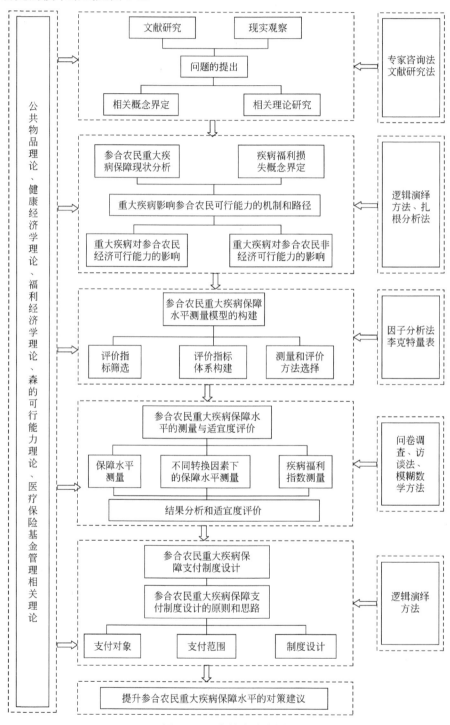

图 1-1　研究技术路线图

第二章 相关概念界定及理论研究

第一节 相关概念界定

通过对国内外现有研究的分析可知，重大疾病概念界定一般有两种方式，一种是根据医学的病种概念划分的，一种是以医疗费用支出为依据的。前者因为操作性强且易于推广，在商业医疗保险中得到了广泛的应用。按病种界定大病概念，医疗费用容易控制，短期内就能看到效果，且可以在一定程度上保证资金的安全。但因为这种界定方式能够涵盖的病种数量极为有限，且容易受到疾病谱变化的影响，所以研究的公平性和持续性都会受到一定限制。后者按医疗费用界定大病概念，直接迎合了大病保障旨在减轻大病患者疾病经济负担的目的，且扩大了保障范围和提高了保障的公平性，相对来说具有较强的稳定性。但必须认识到，按费用界定大病概念，同样会带来一些弊端，如大病衡量标准的确定。而且按费用界定大病概念，会明显增加财政支出负担。另外，这种"一刀切"式的界定方式同样忽视了患者个体间的差异性，有些家庭虽然没有患肺癌、肝癌、肿瘤等重症疾病，医疗消费相对于一些大病患者也比较低，但如果他们本身家庭经济收入水平就比较低的话，这样的疾病就可能导致家庭贫困和大病支出。

2009 年，中共中央、国务院在《关于深化医药卫生体制改革的意见》中三处提及重大疾病概念。第一处是在全面加强公共卫生服务体系建设中，提出要完善重大疾病防控体系，加强对严重威胁人民健康的传染病、慢性病、地方病、职业病和出生缺陷等疾病的监测。可见，上述列举的传染病、慢性病等均应纳入重大疾病保障范围。第二处是在建立可持续发展的医药卫生科技创新机制中，提出应通过加大医学科研投入加强对重大疾病防治技术和新药研制关键技术等的研究。可见，上述内容中提及的重大疾病应是指从医学上难以治愈的疾病。第三处是在促进基本公共卫生服务逐步均等化中，提出应通过实施国家重大公共卫生服务项目，有效预防控制重大疾病及其危险因素。可见，这一内容中提及的重大疾病与第一处提及的重大疾病基本一致，也主要是指传染病、慢性病等疾病。而上述三处中提及的重大疾病实际上均是从医学角度定义的，主要指影响面大或者难以治愈的重症疾病。

综上，本研究对重大疾病及其保障水平的相关概念作出如下界定：

一、重大疾病概念界定

重大疾病应是指所有可能给患者个人的生命健康或者家庭的财产安全造成严重威胁的一类疾病。当前时期的重大疾病主要包含三类：第一类是仍然可能对国民经济和社会发展造成重大影响的传染性疾病，如鼠疫、天花、SARS 等；第二类是严重威胁参合患者身体健康的重症非传染性疾病，包含肿瘤等；第三类是指可能会给患者及其家庭带来沉重经济负担的疾病，应以参合患者个人自付医疗费用占家庭实际支付能力的比例进行界定。上述重大疾病概念应以实际发生为准，而非以制度界定为限。

基于公共物品理论和健康经济学理论，本研究认为，单纯从医学角度界定重大疾病是不完善的，且缺少公平性和可持续性。一种疾病在没有被攻克时，都是复杂和重大的，一旦可以轻易治疗，则会被从重大疾病的名单中剔除。而且这种界定方式仅能保障一小部分参合患者，严重缺乏公平性。但从经济角度界定重大疾病概念的方式则不同，无论何种经济发展水平下，总有一部分人因为无法负担相对高额的医疗费用导致因病致贫、返贫，成为制度和社会关注的重点。但是如何确定衡量标准，更好地实现公平与效率的统一成为制度发展的一个重要挑战。因此，本研究认为，界定重大疾病概念应充分考虑时代特征和制度背景，以最终实现缓解因病致贫、返贫的目标。

二、重大疾病保障水平及其适宜度概念界定

面对重大疾病可能带来的因病致贫和因病返贫问题，各国均试图通过建立医疗保障制度进行应对，有的国家或地区是通过完善基本的医疗保障制度进行应对，有的则是通过在基本医疗保障体系之外建设专门的重大疾病保障制度进行应对，所有这些应对重大疾病带来损伤的制度或者办法我们称之为重大疾病保障制度（或者医疗保障制度）。相对没有重大疾病保障制度（或医疗保障制度）提供保障的患者，该项制度可能减轻重大疾病患者的疾病经济负担、改善重大疾病患者的健康状况或者就业状况等，使重大疾病患者生活状况得到提高或者改善。因此，本研究对重大疾病保障水平及适宜度概念做出如下界定：

重大疾病保障水平，是指在一定时期内，一国或者地区患重大疾病的社会成员享受的重大疾病保障程度的高低，包括疾病负担状况、个人和家庭经济状况、身体和心理健康、劳动和就业状况等关系社会成员社会福利状况的多项内容。

适宜度，又称适宜度范围，是衡量患病社会成员重大疾病保障水平的范围尺度。一般来讲，在适宜度范围内，参合农民重大疾病保障水平越高越好，反之亦然。但如果低于适宜度范围，则会因为保障水平过低影响患病社会成员的受益水平和多方面的福利状况的改善；如果高于适宜度范围，则可能因为过度补偿导致财政负担过重及社会资源的浪费。

第二节 相关理论研究

一、公共物品理论

公共物品（public goods）理论一直是国内外学者用于探讨医疗保障问题的重要理论之一。该词虽然最早出现在 Lindahl（1919）的博士论文中，但直到 1954 年才被正式提出。Samuelson（1954，1955）认为，公共物品应是指每个人对其消费都不会减少其他人对其消费的物品或者劳务。相对于私人物品而言，公共物品的消费具有如下特点：一是效用的不可分性，即公共物品的消费不能像私人物品一样按照"谁付款、谁受益"的原则进行分割，整个社会成员可以共同享用。二是使用的非竞争性，即任何人对公共物品的消费都不能影

响和妨碍其他人对该物品的消费，即所有消费者可以在同一时点共同消费同一公共物品。Rubinfeld（1987）在研究中指出，纯公共物品最基本的特征就是非竞争性。三是受益的非排他性，即公共物品一旦被提供出来，就不能拒绝其他人对这种公共物品的消费和使用，或者可以说如果想拒绝其他人的消费需付出极高的成本进而其他人的消费不可能被排除（Musgrave，1959）。正因为如此，公共物品的使用才容易产生"搭便车"问题。

但是，上述关于公共物品性质的描述仅是从理论视角出发的，现实中很少能有物品同时满足上述三个特性。因此也就出现更多对物品更为细化的概念界定。如巴泽尔提出的物品三分类概念，认为物品应分为"公共物品"、"混合物品"和"私人物品"三类，其中混合物品同时兼具了公共物品和私人物品的概念；曼昆则认为应将物品分为私人物品、自然垄断、共有资源和纯公共物品四类。我们常采用准公共物品的概念来描述兼具公共物品和私人物品特征的物品。该种物品具备如下特性：一是受益的外溢性，即个人使用和受益的同时，并不会影响其他人的受益情况；二是一定的排他性，即该物品服务对象内的人可以使用，但对象外的人不能使用；三是一定的竞争性，即随着使用数量的增加使用成本也会增加，这种部分竞争的特征在一些经济学文献中被定义为"拥挤"。根据上述特征，我们可以对一个物品的属性进行判定，具体的判定步骤见图2-1。

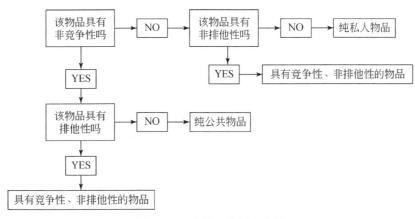

图 2-1　公共物品的判定步骤

由图 2-1 给出的判定步骤可知，除了纯私人物品和纯公共物品之外，还存在如下性质物品：一种是具有一定竞争性（或者拥挤性）的准公共物品；另一种是具有一定排他性的准公共物品。前者不具有排他性，常见的如公园、广场等，当消费这类产品的人不断增加时，总的成本会随之增加，即边际成本不等于0，消费者的受益程度也会降低；后者相反，不具有竞争性，如公共图书馆、高速公路等，虽然这类产品不具有竞争性，但当阅读者或者车辆数量超过图书馆或者高速公路的承载能力时，便会影响到其他阅读者或者车辆的效果，因此具有一定的排他性，需要制度给予保障。而医疗产品的供给和医疗保险体系的建立恰恰具有这种准公共物品的特性。健康是每一个人的基本需求，而将医疗服务交予市场并不能有效满足国民的健康需求，尤其是低收入群体的健康需求。以美国为例，医疗服务和医疗产品在供给的过程中均具有较强的排他性和竞争性，政府很少参与其中。但这种自由竞争的医疗市场并没有带来预期的效果，美国医疗费用不断上涨和攀升，很大部分国民甚至没有医疗保障。可见，医疗服务和医疗产品的供给不能完全交给市场。

从国家角度看，他们追求的是社会福利水平和人均福利水平的最大化，追求国民公平享有健康权利。而就医疗服务和医疗产品供给本身来说，其具有明显的信息不对称和外部性特征，因此难以完全依靠市场供给，需要政府行政干预。我国农村因为人口基数大、经济收入低、地区差异明显等特征，所以农村医疗保险体系的建立更为复杂。计划经济时代的农村合作医疗制度得到了世界范围的认同和赞誉，但在引入市场机制后，非但没有达到有效提高医疗资源配置效率的目标，反而降低了医疗服务的公平性，甚至引起了马太效应，造成强者更强、弱者更弱的医疗资源使用情况，也导致新时期的因病致贫、返贫现象更为严重。2009 年"新医改"方案明确指出，要将基本医疗制度作为公共产品向全民提供[①]。但必须明确的是，农村医疗保险体系及重大疾病保障制度并不是完全的公共产品，即它们不完全具有非排他性和非竞争性。在医疗资源有限供给和医疗筹资水平有限的情况下，医疗产品和医疗服务的供给必然存在一定的排他性和竞争性。但因为它们涉及农村居民整体的健康水平和福利水平，且供给过程中存在明显的信息不对称，所以需要政府给予更多支持，以确保不同经济收入水平的群体能够公平享有大病保障。

同样，对于参合农民重大疾病保障制度来说，其具有明显的公共物品特征。并且，与基本医疗保障制度不同的是，重大疾病保障制度旨在减轻大病患者的高额医疗费用负担，防止因病返贫、因病致贫，兜住社会底线。其更应该杜绝提供过程中因医疗资源有限或者市场竞争性引起的排他。而且，面对重大疾病，参合患者医疗花费巨大，一方面是源于疾病本身治疗的需要，另一方面则是源于参合患者治愈疾病的迫切愿望，存在一定的盲目性。因此，本研究结合重大疾病保障制度的性质和目标认为，政府应该给予重大疾病保障制度的建立和实施更大的引导和支持，以防止贫困家庭或可能陷入贫困的家庭进一步发生因病返贫或者因病致贫。

二、健康经济学理论

健康与经济之间的关系早已引起了学者的关注。1909 年，Fisher 在其向美国国会提交的健康报告中就指出，疾病会带来三个方面的损失：一是因早亡造成的未来收益减损；二是因疾病丧失的工作时间；三是因治疗疾病花费的医疗支出。20 世纪 60 年代前后，一批经济学和计量经济学学者开始致力于研究医疗技术和医疗政策，典型人物有 Fuchs 和 Martin Feldstein。从根本上讲，健康经济学主要致力于解决医疗资源市场的配置效率问题，当然其中也包括资源配置的公平性问题。1963 年，Arrow 发表论文《不确定性和福利经济学》，预示健康经济学作为一项独立学科的正式确立。

1972 年 Grossman 建立了健康需求理论，并在 Becker 研究的基础上构建了健康生产函数，指出时间、医疗保健、教育、饮食习惯、居住环境等因素与健康产出之间的关系。由他的健康需求理论还可知，价格与医疗需求之间存在明显的因果关系。为证明二者之间的相互关系，美国联邦政府委托兰德公司组织了相关的实验，结果显示患者部分负担医疗费用能够降低医疗费用支出，并没有恶化患者的健康状况（Grossman，2000）。因为疾病风险的不确定性，人们为避免高额的医疗费用宁愿支付一定的保险费，但是人们却不愿意为

---

① 资料来源：国务院办公厅《关于印发医药卫生体制五项重点改革 2009 年工作安排的通知》（国办函〔2009〕75 号），http://www.gov.cn/xxgk/pub/govpublic/mrlm/200907/t20090723_33874.html，2009-7-22。

消费更多的医疗服务支付更高的费用，或者人们希望尽可能多地消费医疗服务但却不愿意缴费，由此引发了道德风险和过度医疗的问题。此外，医生诱导需求也是引发过度需求的一个重要因素，因此也一直是健康经济学界极具争议的重要问题。

关于健康的决定因素，一部分人认为主要是医疗技术，但还有很大一部分人认为对健康起决定性作用的因素实际主要是非医疗因素，如遗传因素、心理状况、生活习惯等，医疗技术的影响实际很小（Hadley，1982）。WHO 的相关研究结果表明，在影响健康的诸多因素中，医疗服务的影响仅占 10%，而生活习惯的影响则在 60%左右。也就是说，好的生活方式比好的医疗技术更具实际意义。健康经济学中，常用于衡量健康水平的指标有很多，如死亡率、发病率、预期寿命、伤残率和对生命质量的综合评价等。但健康水平指标只是健康经济三个关键产出指标中的一个，还有两个分别为医疗享有权和医疗技术进步。

其中，医疗享有权指标更多地体现的是人的价值观，经济收入高低不能成为影响参保医疗服务获得的决定性因素，市场不能决定人的生死。因此，政府有责任和义务保障国民获得必要的医疗服务，以及使广大参保参合患者避免因重大疾病因病致贫、返贫。医疗技术进步指标是影响医疗资源发挥作用的重要变量，但医疗技术水平高并不代表该地区公众的健康水平也高。以美国为例，美国虽然具有世界顶尖的医疗技术，但美国国民的健康水平并不处于世界领先地位。美国国民的健康水平与英国大致相当，但美国在医疗卫生上面的支出却是英国的近两倍。显见，医疗技术水平与健康水平并不一致。

健康经济学研究的一个重要目标就是为健康政策的制定提供依据。任何一项健康政策都希望能够衡量好医疗资源配置的公平和效率问题，但任何一项政策又必须权衡好下述两个目标，即如何最大化降低患者疾病经济负担和提高医疗资源的配置效率，这一问题在重大疾病保障领域尤为突出。重大疾病的患病率低，患病人数有限，但治疗重大疾病需要投入的医疗资源和耗费的财力物力难以计数，很多大病的治疗到最后都可谓是"人财两空"。出于人性的温暖和对生命价值的尊重，很多患病家庭竭尽全力甚至举家负债为患者治疗疾病。因此，如何更好地解决医疗资源配置和医疗服务利用公平与效率的问题，成为解决参合农民重大疾病保障水平的一个关键问题。

三、森的可行能力理论

1.可行能力理论建立的福利经济学基础

1920 年《福利经济学》一书出版，标志着福利经济学作为经济学的一个独立分支建立。从根本上，福利经济学理论从福利的观点对经济体系给予社会评价。但对于福利内涵的界定，学术界的争议颇多，归纳起来主要有三类：一是主观主义福利理论；二是客观主义福利理论；三是森的可行能力理论。具体来说：

主观主义福利理论主要是通过人的主观评价对福利水平进行测量，该理论将福利定义为"效用"，常见的理论有功利主义效用论和边际主义效用论。功利主义效用论认为效用应等同于快乐、幸福、欲望的满足程度或者愿望的实现程度等。边沁还基于这一思想提出了幸福计算法和最大多数幸福原则。边际主义效用论认为效用应是个人选择行为的最大化，而个人选择行为又是基于个人偏好得到的。无论是功利主义效用论或者边际主义效用论均是基于个体的主观感受和价值判断的，因此整体称为主观福利主义，代表人物主要有边沁、穆勒等。

客观主义福利理论与主观主义福利理论相对应，其将客观物质作为衡量福利水平高低的标准。如庇古、罗宾斯等将经济收入、货币多少作为衡量福利水平的标准，费雪、希克斯等将拥有商品数量的多少或者消费支出的多少作为衡量福利水平的标准，此外还有学者将基本物品多少、资源拥有量等作为衡量福利水平的参照标准。虽然上述学者论述客观主义福利理论的思想基础是一致的，但因为侧重的角度和使用的方法不一致，所以又具体形成了两种理论：一种称之为"旧福利经济学"，该理论认为能够影响福利水平的物品分为两个层次，一个层次是物质层面的，可以进行度量；但另一个层次是非物质层面的，不能进行度量。一种称之为"新福利经济学"，该理论认为福利的衡量不应涉及价值或者伦理的判断，仅应从物质层面进行测算。

可行能力理论是阿马蒂亚•森（简称森）于20世纪70年代提出的新福利理论。森在提出可行能力理论之前，曾对主观主义福利理论和客观主义福利理论进行了认真的批判。森认为主观主义福利理论通过主观评价确定福利水平的方法过于主观，因此难免产生误导性的研究结论；同样，单纯以物质多少衡量福利水平也存在着评价的片面性问题，且同时需面对参数的"异质性"问题，即相同物质条件下不同的人的福利水平也会不同。福利的英文是well-being，顾名思义就是好的（well）生活（being）。因而评价个体的福利水平，应该通过评价个体实际的生活状态或者未来的可能状况来实现，即评价个体的可行能力（森，1993）。

截至目前，已有大量学者利用森的可行能力理论构建福利指数，其中最著名的指数当属联合国开发计划署编制的人类发展指数（human development index，HDI）。HDI坚持森的自由发展理念，认为自由是人能够实现理想生活状况的可行能力，并认为人的健康水平、知识能力、生活水平等三项基本能力最应该受到关注。此外该指数关注的因素还有个人安全、男女平等、劳动权利等（UNDP，2004）。

2.可行能力理论的基本观点——实质自由

森于1980年在其撰写的论文 *Equality of What* 中首次提及可行能力的概念。在森看来，评价福利不应简单地依据人们对幸福的感觉或者对商品的满足程度进行评判，更应该关注生活的本质——获得发展自由的能力。森认为，自由是发展的首要目的，也是促进发展不可或缺的手段，自由发展是森的可行能力理论的一个基本观点。可行能力应是指个体有可能实现的、各种可能的功能性活动的组合。"功能"和"能力"概念是可行能力理论的基石，二者相辅相成。一方面，能力依托于功能产生，功能是能力产生的基石和基础，但功能可以被度量而能力不可以被度量；另一方面，拥有能力并不代表其就能实现相应的功能，个体有可能因为主观选择的偏差降低了功能性活动的实际评价值。由此可见，功能体现的是当前情况下个体的福利状况，而能力则代表个体能够选择的机会和自由。

森认为，以人为中心，最高的价值标准就是自由，而发展可以看作是扩展人们享有的真实自由的一个过程（森，2002）。在森的研究中，"自由"概念的界定始终是建立在"实质的"意义之上的实质自由，即享受人们有理由珍视的那种生活的可行能力。换句话说，在森的研究中，实质自由的概念与可行能力的概念是等价的。这种实质自由包括免受困苦——诸如营养不良、饥饿、某些可避免的疾病的基本可行能力，以及能够识字算数、享受政治参与等的自由；此外，还包括各种"政治权益"，如贫困者有资格得到各种救济、患病者有资格得到治疗等。那么，"可行能力"的概念又该作何解释呢？森同时指出，可行能力应是指人们有可能实现的各种功能性活动的集合。在森的可行能力理论中，自由与能力之间是密切联系的。扩展自由既是发展的首要目的，同时也是发展的主要手段。评价一个社会的优劣，或者分析一种社会制度是否公正，实质自由概念具有明显的特点和优势。

具体来说，森认为实质自由所关注的是"我们有理由珍视的那种生活的可行能力"，而不是程序本身。这种强调实质自由的观念与罗尔斯强调实质正义的观念是相一致的。在罗尔斯的研究中，正义可以分为程序正义、实质正义和形式正义。形式正义能否被遵守及遵守的程度如何，最终还是要取决于实质正义。同样，实质自由亦不否认程序的重要性，只是更突出实质自由的重要性。森认为，财富、技术进步、技术水平的提高等内容在发展的过程中只能发挥工具性作用，不是发展的最终目的和决定性特征，都只在一定条件下才有意义。比如说，一个罹患重大疾病的患者，如果没有平等就医和获得必要医疗服务的机会，那么社会就没有平等、没有自由。再比如，奴隶劳动和自由就业的区别，前者缺失自由选择的机会，而后者的选择自由本身就是一种价值。发展作为实质自由的扩展，不应仅关注经济的增长或者技术的进步，还应该重视人的尊严和内在价值等，即自由的建构性作用。具体来说，自由是人们的价值标准与发展目标中自身固有的组成部分，它自身就是价值，因而不需要通过与别的有价值的事物联系来表现其价值，也不需要通过对别的有价值的事物起促进作用而显示其重要性。

另外，自由在发展的过程中除了具有"建构性作用"，还具有"工具性作用"。森在其研究中特别提及的五种促进发展的最重要的工具性自由，包括政治自由、经济条件、社会机会、透明性担保和防护性保障等。它们分别帮助人们按照自己的意愿过有价值的生活，又相互联系、相互促进，共同做贡献。具体来说，①政治自由：指的是人们拥有确定应该由什么人执政和按什么原则执政的机会，也包括拥有监督和批评当局、政治表达与出版言论不受审查、能够选择不同政党的自由等的可能性；②经济条件：是指个体为了达到消费、生产、交换的目的而运用其经济资源的机会；③社会机会：指的是在社会教育、医疗保健及其他方面所实行的安排，他们影响个人赖以享受更好的生活的实质自由；④透明性保障：即满足人们对公开性的需要，在保证信息公开和明晰的条件下自由地交易；⑤防护性保障：主要用来提供社会安全网，以防止受到影响的人遭受深重痛苦或甚至在某些情况下挨饿以致死亡。固定的制度性安排是防护性保障的一个重要领域，如针对失业或者贫困者的收入补助。

3.可行能力与福利测量

森认为，发展的目标可以看作判定社会上所有人的福利状态的价值标准。因此，他在已有研究的基础上，提出了通过功能和能力手段测量福利状况的办法。其中，所谓"功能（functions）"，主要是指个体已经取得的成就和所处的状态，如身体状况（身体健康，没有疾病）、居住状况（宽敞舒适的住宅）、社会关系（良好的人际关系）及教育状况（接受并完成了九年义务教育）等。可见，功能直接影响着个体生活的各个方面，功能活动即是生活状况的不同层面，其与生活状况的关系更为直接，因而对福利或者生活状况的评价就可以通过评价它的不同组成方面或者各项功能性活动来实现（森，2002）。如果已经取得的功能性活动构成了一个人的福利，可行能力则代表一个人能够获得的福利的真正机会和选择自由，是各种可能的功能性活动向量的集合。森（2002）给出了一条重要的福利等式，表示如下：

$$Z_i = f_i(\phi(x_i), a_i) \qquad \forall f_i \in F_i, \forall x_i \in X_i \qquad (2\text{-}1)$$

式（2-1）中，Z_i 表示个体取得的或者所处的功能向量集合，x_i 为个体选择的物品或者服务，$\phi(x_i)$ 表示将选择的物品或者服务映射到其属性空间的函数，a_i 代表转换因素向量，如个体特征、环境差异、社会环境差别等（森，2002）。转换函数 ϕ 将物品或者服务在转换因素 a_i 的影响下转化为个体福利。X_i 为所有商品或者服务的集合，F 为所有可能的转换函数集合。显见，影响个体福利水平的并不是商品或者福利本身，而是它能给个体带来什么，以及个体能用它做什么（姚明霞，2005）。对于不同环境的个体，即便商品或者服务相同，产生的福利水平也是不同的。功能性活动是一个发挥功能的过程，能力则是执行功能性活动的能力（森，2015）。从某种意义上讲，能力更多关注自由的概念，即个体在自己可能过上的生活中有什么样的机会（森，1985a、1985b）。

利用森的可行能力方法分析福利的做法已经在业内得到了广泛认同。该方法不但纳入了除效用之外的更多内容，同时研究了各项内容之间的关系，并努力实现社会福利的最大化目标。这里的福利最大化目标，既包含实现个人效用的最大化，还包括提高个体的自由、平等和个人权利等内容。如果说福利经济学是有关政策建议的科学，那么可行能力方法对政策进行的评价是建立在政策对人们能力影响的评价基础上进行的。但是，将森的可行能力理论运用于实践尚存在很大的困难，除了需要更多的信息之外，对方法论的要求也会提高。但是还是有大量学者应用该方法解决各类问题，其中包含社会方面、经济方面、心理方面等多个领域，如 Desai（1995）、Alkire（1997）、Robeyns（2003）、Clark（2003）等，他们无论是在方法论的选择还是在指标的确定上都存在一定不同，但始终坚持森的可行能力理论框架（Clark，2005）。

第三节 重大疾病影响参合农民可行能力作用机制研究

1993 年世界银行提出了"疾病负担"的概念，用以衡量疾病对整个社会经济和健康的压力。而后有大量学者围绕这一主题开展研究，通过测算健康调整生命年、伤残调整生命年和疾病经济负担等衡量疾病对社会及个体健康和经济造成的负担（孟庆跃，1997；刘克军，2005；Harris，2007；Luppa，2007）。但是这些研究多是关注疾病给患者经济或者健康某一方面带来的负担，且均是从经济视角出发的。近年来，开始有一些学者从其他经济视角评价医疗保险制度的实施效果，如从家庭一般消费或者家庭储蓄等方面（Yip W，2009；You X，2009；Wagstaff A，2009）。但他们在评价时，多采用描述性分析、横断面数据回归分析或者双重差分等方法（钱军程，2008；Yu B，2010），并且多是将是否参加医疗保险作为一个自变量，通过评价其对参保患者医疗服务利用、疾病经济负担等内容的影响，来评价医疗保险制度的运行效果和保障水平。王元月（2004）专门从"经济决定"视角的合理性出发探讨关于农村社会保障水平的测量问题，认为农村社会保障制度的建立应该更多地考虑社会、文化、心理等非经济因素的影响。赵绍阳等（2015）虽是想从福利角度测度我国医疗保障水平，但从其建立的社会福利最大化模型选取的基本衡量指标——报销比例看，该研究仍是从经济视角出发探讨医疗保障水平的福利效果问题的。

　　根据森的可行能力理论可知，个体的福利水平可以通过评价它的主要方面——功能性活动来实现。如图 2-2 所示，功能组成了福利的各个方面，功能本身就是福利的各个方面。能力使个体拥有自由去选择自己认为有价值的生活。换句话说，功能是用于测量已经实现的或者达到的福利状态，而能力测试用于测量潜在的或者可能达到的福利水平。但是，森的可行能力理论方法并没有以特定的功能为中心，也没有将功能作为主要的评价标准，而是给予能力评价优先权，即通过评价完成有价值功能的能力来评价福利状况，并将功能评价放在相对次要的角色地位（森，1993）。那么，在参合农民重大疾病保障水平问题的研究上，需至少明确以下两点：第一，参合农民重大疾病保障制度设计，是以促进社会正义和增进人民福祉为目标的，因而对其保障水平的评价可以通过对参合患者受重大疾病保障制度补偿后的福利状况进行评价；第二，虽然功能性状况是组成福利状况的基础，但根据森的可行能力理论可知，疾病是通过作用于参合患者的可行能力或者实质自由进而影响各方面功能性状况和福利状况的，因此，参合农民重大疾病保障水平评价的起点应是疾病对可行能力的影响。

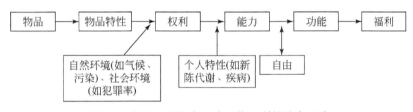

图 2-2　基于可行能力理论评价福利的基本思路

　　森的可行能力理论在传统福利经济学的基础上增加了水平的概念，尤其是功能和能力的水平（Des Gasper，2005），遂为本研究提供了启示。本研究基于森的可行能力理论分析参合农民重大疾病保障的相关问题，将重大疾病保障水平测量、评价和支付制度设计三者置于同一分析框架内。研究关于参合农民重大疾病保障的分析，更多是从医疗保险制度的公平性视角出发，即认为参合患者无论家庭经济状况如何，均应得到必需的医疗服务和避免发生因病致贫、返贫。但是，研究同时关注制度的效率性，以期达到有限的医疗资源可以最大程度地保障参合患者的目的。

　　根据前文所述可知，参合农民重大疾病保障制度主要是指新农合重大疾病保障制度和农村居民大病保险两项制度，图 2-3 呈现二者与新农合制度之间的关系。明显可见，参合患者罹患重大疾病后，如果是新农合重大疾病保障制度覆盖范围的疾病，则可以直接根据新农合重大疾病补偿制度的规则进行补偿；否则的话，则进入新农合补偿。但如果分别经二者补偿后的参合患者能都达到农村居民大病保险的补偿条件，则可以得到农村居民大病保险的补偿。显见，新农合制度本身也发挥着保障参合农民重大疾病的功能，不能将其从参合农民重大疾病保障作用的发挥中分裂出去。因此，如果仅以上述两项制度覆盖范围内的对象为研究对象，一方面缩小了研究范围，影响了研究结果的科学性和适用性；另一方面增加了研究开展实地调研的难度。本研究在筛选研究对象时，以参合患者是否发生了重大疾病进行衡量，凡是符合界定标准的，都认为是发生了重大疾病。

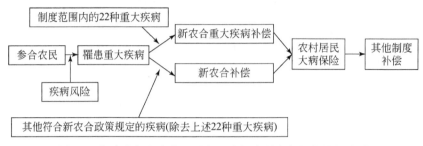

图 2-3 新农合与参合农民重大疾病保障制度之间的补偿关系

参合农民一旦罹患疾病尤其是重大疾病，以下称为疾病（重大疾病），并寻求治疗，就会产生经济支出。我们关注最多的是参合患者及其家庭为治疗疾病支出的医疗费用及治疗疾病过程中产生的交通、膳食、照护等费用（相当于疾病经济负担中的直接经济负担），因为其方便测量，也是当前新农合及重大疾病保障制度比较关注的问题。但需要注意的是，参合农民患病导致劳动能力及工作效率下降，除了会减少当前的经济收入外，还可能因为劳动能力降低，减少未来的经济收入和就业机会（相当于疾病经济负担中的间接经济负担）；家庭成员也可能因为照护患者减少劳动时间和劳动收入，影响家庭经济收入水平，进而使得参合患者的经济状况更为恶化。调研发现，经济状况恶化在参合患者中是一个普遍现象，参合农民一旦罹患胃癌、肺癌、食管癌等重症疾病，无论年龄大小，短时间内都不能从事体力劳动尤其是重体力劳动；尿毒症、慢性传染性肝病等慢性病患者甚至终生都不能从事重体力劳动。对于基本依靠体力劳动获取收入的农村居民来说，患病即意味着经济状况的恶化，重大疾病对其的影响可以说是必然的。而且这种影响很可能是长期的，因为大部分的重大疾病患者患病后很长一段时间都要继续服药或者进行化疗，医疗支出负担仍然沉重。

疾病（重大疾病）除了会影响参合患者的经济福利状况外，还会影响其非经济福利状况，如健康状况、就业能力、社会关系等。疾病对健康的影响是最为直接的，所以不用赘述。健康的身体是参合农民能够正常工作、学习和进行社交的基础。健康受损之后，其他各方面的能力也会相应受到影响，如就业和劳动能力。一方面参合农民因为健康状况受损，劳动能力和工作效率会随之下降，这与我们的调研结果相符。在农村，大多数参合农民都是凭借种田或者出卖体力获得经济收入，失去劳动能力就意味失去收入来源，如果是家中主要劳动力患病的话，那么这个家庭可能一夜之间就失去经济来源。另一方面，参合患者再就业的机会也会减少。除了参合患者自身劳动能力减弱导致的就业机会减少外，在信息透明的情况下，招工单位也会主动拒绝患过重大疾病的参合农民。另外，疾病（重大疾病）还会影响参合患者的社会关系，可能是参合患者及其家庭出于经济的、身体的或者社会风俗等方面的原因主动减少与外界和亲朋之间的联系，也可能是社会及亲朋出于对疾病的恐惧、对举债的担忧等对患者及其家庭的排斥和孤立，进而引起参合患者社会关系的弱化。从上面的分析可以看出，参合患者各方面的疾病福利损失都是相互联系的，相互之间并不孤立（图 2-4）。

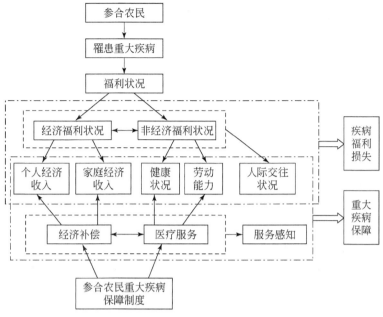

图 2-4　重大疾病影响参合农民可行能力的作用机制

由此可见，疾病（重大疾病）影响着参合农民不同方面的福利状况，单纯从医疗费用补偿角度测量和评价重大疾病保障水平具有明显的片面性。举例来说，患者 A 和患者 B 同患癌症，且均支出医疗费用 10 万元/年，亦均得到新农合 70%的医疗费用补偿，即二者均仅需自付现金 3 万元。但是患者 A 和患者 B 全年家庭可支配收入存在显著差异，患者 A 家庭全年收入 10 万元，而患者 B 家庭全年收入仅 1 万元。显见，从疾病补偿的角度看，患者 A 的保障水平应该等于患者 B，且均达到 70%，高于社会平均水平。但如果考虑患者的家庭经济状况，自付 3 万元仅相当于 A 家庭全年收入的 30%（小于 WHO 关于灾难性卫生支出概念的界定标准），虽可能挤压其他方面的支出，但不会影响正常生活；对于 B 家庭来说则完全不同，3 万元是该家庭三年全年的可支配收入，该家庭甚至不能有食品支出。这种背景下，患者 A 显然比患者 B 拥有更多的投资健康的机会和能力、拥有更多的与人交往的机会和能力。森（2002）在《以自由论发展》一书中所说的"富人不一定比穷人更快乐"，也是出于这样的思想和理念。因此，评价参合农民重大疾病保障水平，除了要评价重大疾病保障制度实施后参合患者的经济福利状况，还要评价参合患者的非经济福利状况。

第四节　支付制度影响参合农民重大疾病保障水平的作用机制研究

根据第二章第三节中重大疾病对参合农民福利状况的作用机制可知，重大疾病影响参合农民的福利状况主要是通过影响其的经济福利状况和非经济福利状况两方面实现的（图2-4）。因此，"对症下药"地解决这一问题也需要我们着力提高参合患者在上述两方面的能力水平。当前，解决参合农民重大疾病保障问题主要通过三种途径：第一，直接通过新农合制度予以解决;第二,如果参合农民所患疾病已经纳入该地区新农合重大疾病保障制度限定病种范围,则通过新农合重大疾病保障制度予以解决;第三,经过新农合和新农合重大疾病保障制度补偿后,如果参合患者的个人自付合规医疗费用仍然超过衡量标准,可以进入农村居民大病保险的补偿。可见,虽然参合农民重大疾病保障制度旨在解决参合患者的大病保障问题,但其并不是解决参合患者大病保障问题的唯一途径。

根据 2003 年中华人民共和国卫生部发布的《关于建立新型农村合作医疗制度的意见》可知,新农合制度本身也是以大病统筹为目标的。而且,新农合制度对参合患者大病问题解决的程度将直接影响参合农民重大疾病保障制度的运行。因此,本研究认为,广义的参合农民重大疾病保障制度应该包括新农合制度、新农合重大疾病保障制度和农村居民大病保险制度三项内容,而狭义的参合农民重大疾病保障制度则仅包含后两项内容(即包含新农合重大疾病保障制度和农村居民大病保险制度)。进而,做好参合农民的重大疾病保障工作,其中一点就是做好其与新农合基本医疗保障制度的衔接。

那么,参合农民重大疾病保障支付制度到底如何影响参合农民的保障水平呢?如图 2-5所示,医保机构作为参合农民重大疾病保障制度的设计者和执行者,其一方面通过对被保险的支付方式设计对患大病参合患者实施直接的经济补偿,减轻参合患者的疾病经济负担;另一方面,又通过对保险方的支付方式设计影响医疗服务供方的行为,如向参合患者提供科学的诊疗方案、合理使用药品和诊疗措施、提供让参合患者满意的医疗服务等,满足参合患者的基本医疗需求,最大化地提高参合患者的健康能力和劳动能力。由此可见,支付方式选择是影响参合农民重大疾病保障水平的一个关键因素。此外,上述经济能力、健康能力及劳动能力等的提高,还可以改善参合患者的人际交往状况,影响参合患者及其家属的服务感知和心理认同。长期看,甚至会影响制度发展的可持续性。

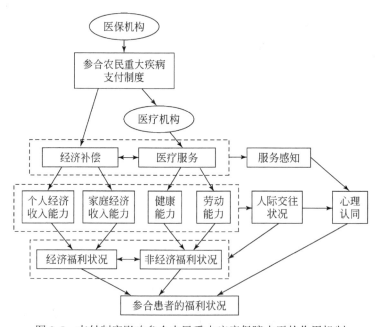

图 2-5 支付制度影响参合农民重大疾病保障水平的作用机制

再者,结合图 2-6 还可看出,在这个三体四方的机制运行图中,参合患者作为参合农民重大疾病保障制度的保障对象，显然处于核心地位。基于委托-代理理论可知，重大疾病保障制度作为一项准公共产品，理应由政府主导负责，向参保对象提供必要的医疗服务。但因为资金部分来自于参合农民，所以医保机构同时是政府和参合农民的委托代理人。其主要承担两项职责，一是负责筹集资金，并向符合条件的参合患者提供经济补偿，以保障其能够享受到基本的医疗服务；二是作为第三方代替参合患者向医疗机构支付费用，并负责对医疗机构进行监管。

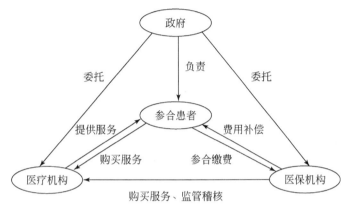

图 2-6 政府、医疗机构、医保机构的角色定位

所以说，从参合患者角度出发，提高参合患者的重大疾病保障水平至少要做好四方面工作：第一，健全大病保障的基金筹集机制。虽然图 2-6 仅明确表示了参合患者的缴费义务，但其绝不仅是参合农民重大疾病保障制度资金来源的唯一渠道。建立稳健的资金筹集机制，是保证参合农民重大疾病保障制度可持续运行的根本。第二，优化大病保障的医保支付方式。由图 2-6 可知，医保机构对参合患者的费用补偿，需通过两种途径发挥作用，一是直接针对参合患者，通过设置起付线、封顶线和补偿比例，影响参合患者的费用补偿情况；二是作为第三方向医疗机构购买医疗服务，这个过程的影响相对于第一种途径来说是间接的，如果医保机构的支付方式能够有效监管医疗机构的行为，则能够使参合患者最大化地获得必要的医疗服务，否则会增加参合患者的目录外用药和疾病经济负担。这一点是所有工作的核心。第三，完善经办管理。引入商保经办农村居民大病保险是我国医改的一项创新，如何有效发挥商保机构的经办优势，需要我们给予更多的关注和思考。此外，提高参合患者的医疗保障水平，防止发生因病致贫、因病返贫虽是参合农民重大疾病保障制度的主要职责，但却不是新农合重大疾病保障制度一家之力可以完成的，需要不同制度、不同部门之间的衔接和合作，这亦是完善大病保障经办管理机制的一个重要方面。

而上述的基金筹集、支付方式及经办管理实际都与参合农民重大疾病保障支付制度的设计密切相关。

如图 2-7 所示，基金筹集与支付制度之间是双向影响的，一方面，充足的资金是保证重大疾病保障支付制度能够有效实施的关键。从重大疾病保障制度建立的目标看，想要防止重大疾病患者发生因病返贫、因病致贫，可能需要较高的资金投入，资金保障则成为关键。另一方面，支付制度是有效的控费手段之一，根据我国医疗保险基金以收定支的运行原则可知，医疗费用增长过快是当期基金收不抵支的一个重要原因。再者，支付方式与经办管理之间也存在密切关系，具体来说，经办管理效率高低将直接影响支付制度的落实情况。因此有学者在研究中指出，医疗保险制度政策没能得到充分发挥，很大程度是因为制度运行缺乏有效监督。可见，支付运行情况与参合农民重大疾病保障制度的经办管理也存在密切关系。当然，资金筹集与经办管理之间也存在关系，经办管理效率高低也直接影响资金利用效率。因此，参合农民重大疾病保障支付制度设计应该是一个系统工程，即不能脱离制度的资金筹集和经办管理而孤立设计。

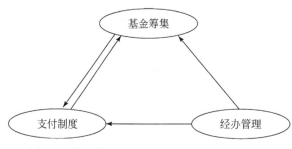

图 2-7　基金筹集、支付制度和经办管理关系图

第三章　我国参合农民重大疾病保障制度现状分析

第一节　我国参合农民重大疾病保障制度的基本情况

一、我国参合农民重大疾病保障制度的发展过程

1.新农合重大疾病保障制度的发展过程

2003 年 1 月 16 日中华人民共和国卫生部、中华人民共和国财政部、中华人民共和国农业部联合发布《关于建立新型农村合作医疗制度的意见》，要求自当年起各省、自治区和直辖市开始选择试点地区推行以大病统筹为主的新农合制度，在 2008 年实现新农合制度的全面覆盖[①]并在 2012 年实现参合人口的全面覆盖[②]。2014 年时，新农合制度的参合率继续稳定在 95%以上水平，政策范围内的门诊报销比例达到 50%，住院报销比例达到 75%，基本实现了覆盖全体农村居民和减轻参合患者医疗费用负担的目的[③]。但是，对于一些重大疾病患者及其家庭来说，新农合政策补偿后的医疗费用负担仍然过重，甚至会出现一些冲击社会道德底线的现象。2009 年《关于深化医药卫生体制改革的意见》明确指出，基本医疗保险体系建设要从重点保障大病起步，逐步向小病延展，进而为重大疾病保障制度的出台奠定政策基础。

经广泛而深入的农村调研之后，2010 年 6 月中华人民共和国卫生部出台《关于开展提高农村儿童重大疾病医疗保障水平试点工作的意见》，选取儿童急性白血病和儿童先天性心脏病两类疾病作为切入点，开展提高参合农民重大疾病保障水平的试点工作。由中华人民共和国卫生部出台的《2011 年新农合进展情况及 2012 年工作重点》数据可知，截至 2011 年年底，儿童两病工作已在全国全面推开；新增的 6 种疾病（终末期肾病、妇女乳腺癌、宫颈癌、重性精神疾病、艾滋病机会性感染和耐多药肺结核）也已在辽宁、江苏、河北等 13 个省份的全省范围内推开，在浙江、广东等 6 个省份的部分县（市）推开。总的来说，该项制度 2011 年全国共补偿儿童白血病患者 7200 余名，实际补偿比为 65%；救治儿童先天性心脏病患者 22 600 余名，实际补偿比为 78%。在 2011 年新增试点病种中，全国共有约 7.3 万名终末期肾病患者、约 4.9 万名重性精神疾病患者、约 3 万名乳腺癌患者、8300 余名宫颈癌患者、2 万余名耐多药肺结核患者被纳入新农合重大疾病补偿范围，医疗费用实

① 数据来源：中国新农合十年实现全覆盖参合率达到 95%以上. http://www.chinanews.com/jk/2012/09-17/4188276.shtml，2012-9-17.

② 数据来源：新农合十年实现覆盖 2015 年补助提高到 360 元. http://www.china.com.cn/news/2012-09/17/content_26542662. htm，2012-9-17.

③ 数据来源：2014 新农合医疗进展及近期中华人民共和国国务院常务会议相关政策文字实录。

际补偿比均接近 65%。

在 2011 年扩大试点病种的基础上，2012 年，《"十二五"期间深化医药卫生体制改革规划暨实施方案》、《深化医药卫生体制改革 2012 年主要工作安排》及中华人民共和国卫生部出台的《关于加快推进农村居民重大疾病医疗保障工作的意见》（卫政法发〔2012〕74 号），要求各省份继续扩大新农合重大疾病保障制度的病种数量，在原有 8 种疾病的基础上新增 12 种疾病［依次为肺癌、食管癌、胃癌、结肠癌、直肠癌、慢性粒细胞白血病、急性心肌梗死、脑梗死、血友病、1 型糖尿病、甲状腺功能亢进症（简称甲亢）、唇腭裂］。2012 年，全国有 25 个省份已在全省范围内或大部分地区开展了终末期肾病等 6 个病种的试点工作，湖北等 23 个省开展了肺癌等 12 个新增病种的试点工作，全国共有 21 个省份开展了 20 种大病的试点工作。除国家规定优先纳入试点的 22 种大病外，安徽、吉林、辽宁等 16 个省份结合本省实际新增了部分病种。同时，部分省份将一些地方病或发病率较高的病种纳入大病保障范围，如内蒙古自治区、新疆维吾尔自治区和青海省分别新增了布鲁氏杆菌病、肝硬化和肝癌。

2013 年，新农合重大疾病保障制度进一步将儿童苯丙酮尿症和尿道下裂 2 个病种纳入重大疾病保障范围，病种数量由最初的 2 种逐步扩展到当前的 22 种。《深化医药卫生体制改革 2013 年主要工作安排》及《关于做好 2013 年新型农村合作医疗工作的通知》中要求以省为单位，推开 20 种大病保障；有条件的区域扩大病种范围，优先考虑扩展 2 种大病。截至 2013 年年底，儿童白血病和儿童先天性心脏病的大病医疗保障已基本全面推开，乳腺癌、宫颈癌、终末期肾病等 18 种大病保障也已在 90% 左右的新农合县推开，约有 25% 的新农合县开展了苯丙酮尿症和尿道下裂的大病保障试点。表 3-1 呈现了 2010～2014 年新农合重大疾病医疗保障制度的病种及补偿情况。

表 3-1　新农合重大疾病医疗保障制度的病种及补偿情况

年份	病种	补偿人数/人次数	实际补偿比
2010	儿童白血病 儿童先天性心脏病	4329 名	
2011	儿童白血病	7200 余名	65%
	儿童先天性心脏病	22 600 余名	78%
	终末期肾病	73 000 余名	接近 65%
	重性精神疾病	49 000 余名	
	乳腺癌	30 000 余名	
	宫颈癌	8300 余名	
	耐多药肺结核	20 000 余名	
2012	儿童白血病	99 万名	77%
	儿童先天性心脏病		74%
	6 种疾病		67%
	12 种新增试点疾病		59%
2013	22 种疾病	199 万名	69% 左右
2014	22 种疾病	115 万名	在新农合补偿基础上提高 12%

2.农村居民大病保险制度的发展过程

在按病种进行补偿的新农合重大疾病医疗保障不断发展的同时,我国城乡居民大病保险制度也在逐步建立完善,随之各省市也根据实际情况,将新农合制度与大病保险制度结合,探索适合各地农村居民的大病保险制度。在城乡居民大病医疗保险中,针对新农合参合者发生的大额医疗费用等情况,要求从新农合基金中划出一定资金用于商业保险机构为参合农民购买大病保险,对新农合补偿后需个人负担的合规医疗费用给予保障。

2012年8月,中华人民共和国国家发展和改革委员会等6部委联合下发的2605号文件,提出对城镇居民医保和新农合参保人进行"二次报销",这是我国农村居民大病医疗保险实施的起点。

2013年,全国范围内全面推开了利用新农合基金购买城乡居民大病保险的试点,制定了大病保险的基本政策要求,完善了招标、协议、监管、保障、基金结余管理等方面的政策措施,确保了大病保险试点工作顺利起步。2013年以来,28个省份启动实施了大病保险试点,8个省市全面推开。试点地区大病患者报销比例在基本医保报销比例的基础上提高了10%~15%,达到了70%以上,有效减轻了群众的看病负担。

2014年1月,我国国务院深化医药卫生全制改革领导小组办公室下发《国务院医改办关于加快推进城乡居民大病保险工作的通知》,要求全面推开城乡居民大病保险试点工作。截至2014年年底,城乡居民大病保险试点扩大到所有省份,全国31个省份都开展了大病保险工作,261个地市开展了城镇居民的大病保险,239个地市开展了新农合的大病保险,有16家保险公司在27个省份承办大病保险,覆盖约7亿人口,其中北京、天津、河北等16个省市已经全面推开。统计表明,城镇居民和农村居民大病患者医疗费用实际报销比例在原来基本医保报销的基础上分别提高了11.22%和12%,患者就医负担进一步减轻,基本医保制度的保障效应进一步放大。

2015年8月2日,中华人民共和国国务院办公厅印发的《国务院办公厅关于全面实施城乡居民大病保险的意见》(国办发〔2015〕57号),对规范和完善我国大病保险制度具有重要的指导意义。城乡居民大病保险是基本医疗保障制度的拓展和延伸,是对大病患者发生的高额医疗费用给予进一步保障的一项新的制度性安排。截至2015年年底,大病保险覆盖人口达到9.2亿,报销比例普遍提高了10%~15%,345万大病患者直接受益。全国327个县市参与经办新农合和城镇居民基本医保,服务人数达8547万,受托管理资金为80.3亿元。在一些地方还实现了"一站式"和异地就医即时结算功能,极大提高了大病保险结算效率,使大病患者享受快速便捷的结算服务的同时,也促进了医疗行为和费用管控工作。

随着农村居民大病保险制度的逐步推广,新农合重大疾病保障制度虽然在绝大多数新农合统筹地区仍然存在,但已出现合并发展的趋势。受基金可持续性的影响,部分统筹地区在大病保险制度运行后就已取消新农合重大疾病保障制度,如江苏省高邮市。2015年1月23日,中华人民共和国国家卫生和计划生育委员会、中华人民共和国财政部联合发布《关于做好2015年新型农村合作医疗工作的通知》,要求各统筹地区要在2015年年底前,将儿童先天性心脏病、儿童白血病等22种重大疾病按病种付费的方式纳入到新农合支付方式改革中。参合农民患病后先按新农合政策报销,然后再按大病保险有关规定进行二次报销。

可见，新农合重大疾病保障及农村居民大病保险工作正在实现与新农合基本医保的衔接和融合。但是，根据 2016 年国家健康扶贫计划内容可知①，基于病种概念保障参合农民尤其是贫困参合农民的健康权益在未来仍将是一种主要措施和手段。

二、我国参合农民重大疾病保障制度主要内容

1.新农合重大疾病保障制度的筹资

根据 2010 年中华人民共和国卫生部出台的《关于开展农村儿童重大疾病医疗保障水平试点工作的意见》及相关文件规定可知，凡符合该项制度规定范围内的患者的医疗费用均由新农合基金予以补偿。也就是说，新农合重大疾病保障制度本身并不存在单独的筹资，因此也不存在人均筹资标准的概念。

2.农村居民大病保险的筹资

对于农村居民大病保险制度来说，2605 号文件则明确指出从新农合基金中划出一定比例或额度资金用于大病保险，对新农合补偿后仍需个人负担的合规医疗费用给予保障。尽管也是来自于新农合基金，但是农村居民大病保险制度的基金由经办机构单独管理，筹资标准也由各地区结合实际情况具体确定。从资金管理的具体模式看，既有省份从新农合基金中直接列支大病保险资金，也有省份在新农合基金中设立专门的大病保险资金模块、实行专款专用。从筹资来源看，各地普遍按照 2605 号文件的要求，主要从新农合基金中划出一定比例或额度作为大病保险资金。资金的筹集主要有三种做法：一是直接从新农合基金支出户中列支，如山东省淄博市博山区；二是设立大病保险基金专户，实行专款专用，如浙江省湖州市；三是在新农合基金分块中加入大病保险基金，如河南省新郑市。

3.新农合重大疾病保障制度的支付方式

新农合重大疾病保障制度的支付方式主要包括两个部分：一是对参合患者的制度；二是对定点医疗机构的支付。首先，就新农合重大疾病保障制度对参合患者的医疗费用报销比例来说，2010 年《关于开展提高农村儿童重大疾病医疗保障水平试点工作的意见》明确指出，新农合对试点病种的补偿比例应达到本省（区、市）限定费用的 70%左右；2012 年《卫生部关于加快推进农村居民重大疾病医疗保障工作的意见》对此内容作了进一步的深化，指出新农合对相关病种的实际补偿比例原则上应当达到本省（区、市）限定费用的 70%左右。另外，对于新农合重大疾病保障限定部分的医疗费用，不同地区采取的支付方式有所差异。大多数地区是由负责救治的医疗机构全额承担，海南省则规定由医疗机构和参合患者各自承担 50%。对个别病种，如儿童先天性心脏病，湖南、西藏自治区、新疆维吾尔自治区等省份（自治区）则实行免费救治政策。表 3-2 汇总了 2013 年主要省份及地区新农合重大疾病保障制度的补偿比例。

---

① 2016 年 3 月 24 日，中华人民共和国国家卫生和计划生育委员会召开扶贫开发与对口支援工作领导小组会议，部署实施 2016 年健康扶贫工程，会议指出"选择经济负担重、社会影响大、治疗效果确切、诊疗路径清晰的 9 种大病实行单病种付费，控制费用总额，降低大病患者实际自付费用"。

表3-2 主要省份及地区新农合重大疾病保障制度补偿比例设置

省份（市、自治区）	新农合报销比例	补偿方式	备注
江苏、安徽、辽宁、福建、浙江、云南、甘肃、黑龙江、河北、山西、山东、广西壮族自治区	70%	统一补偿比例，分级确定费用标准	其中，湖北省贫困户补偿75%；江苏省儿童白血病补偿80%；湖南省儿童先天性心脏病补偿100%；贵州省儿童两病补偿80%
海南	儿童两病75%；县级85%；省市级70%	分级确定补偿比例和费用标准	
河南	儿童两病75%；县级75%；省市级70%		
江西	儿童两病70%；县二级75%；省市县三级70%		
四川	儿童两病70%；三级70%；二级75%		
宁夏回族自治区	儿童两病70%	统一补偿比例和费用标准	
新疆维吾尔自治区	儿童两病40%；其他70%		
西藏自治区	儿童两病70%		
内蒙古自治区	儿童两病80%；购买商业保险，实际补偿比为70%		
北京、吉林、重庆	70%	仅儿童两病按病种支付	
青海	70%		

部分数据来源：周颖萍，代涛，毛阿燕.新型农村合作医疗制度重大疾病保障政策比较［J］.医学与社会，2014，（4）：36-40。

就新农合重大疾病保障制度对医疗机构的支付方式而言，2010年《关于开展提高农村儿童重大疾病医疗保障水平试点工作的意见》明确指出，各省（区、市）要根据试点病种的标准化诊疗方案，测算并限定相应病种的合理诊疗费用，在新农合和医疗救助基金限定费用的基础上，实行按病种付费。按病种支付是各省份和地区进行重大疾病补偿的主要结算方式。实际运行中，既有省份是按病种定额支付的，也有省份是按病种限额支付的。如表3-3所示，安徽、福建、海南等省份采取的是按病种定额支付的付费方式，而海南、青海、广西壮族自治区等省份（自治区）采取的则是按病种限额支付的付费方式，湖北和山西等省份采取的是按病种定额和限额相结合的支付方式，内蒙古自治区和辽宁省则实行的是按病种与按床日相结合的支付方式，以达到提高大病患者实际补偿比例和降低不合理医疗费用支出的目标。

具体来说，按病种限额支付主要是指根据当地的新农合主管部门对保障范围内的重大疾病病种设定的最高支付限额，当参合患者住院治疗发生的医疗费用不超过最高支付限额时，医疗机构可以按照参合患者的病情需要调整治疗方案和诊疗项目的使用，新农合管理部门按照患者的实际诊疗费用向医疗机构进行支付；但如果参合患者的住院医疗费用超过最高支付限额，则由医疗机构承担超出限额标准的治疗费用。按病种定额支付则是指新农合管理部门先是按照科学标准测定保障范围内各病种的医疗费用标准，并确定规范化的诊疗路径和医疗服务范围，然后依据诊断一次性向医疗机构支付定额医疗费用，即使参合患者住院治疗的实际医疗费用低于定额标准，医疗机构也不需要向新农合管理部门返还；相反如果参合住院治疗的实际医疗费用高于定额标准，医疗机构需要自行承担超额医疗费用。

表 3-3　新农合重大疾病保障制度对医疗机构补偿支付方式

大病费用支付方式	省份（市、自治区）
按病种定额支付	安徽、福建、海南、湖南、吉林、江苏、江西、宁夏回族自治区、四川、重庆、陕西、贵州
按病种限额支付	河南、青海、甘肃、广东、广西壮族自治区、河北、黑龙江、云南、浙江
按病种定额与限额相结合的支付方式	湖北、山东、山西、贵州
按病种与按床日相结合的支付方式	辽宁、内蒙古自治区
儿童先天性心脏病免费救治	西藏自治区

部分数据来源：周颖萍，代涛，毛阿燕.新型农村合作医疗制度重大疾病保障政策比较［J］.医学与社会，2014，（4）：36-40.

4.农村居民大病保险制度的支付方式

根据 2605 号文件可知，农村居民大病保险是在基本医疗保障基础上对大病患者发生的高额医疗费用负担给予进一步补偿的一项制度性安排。其基本理念主要源自于 WHO 提出的灾难性卫生支出概念，即从费用角度出发，对参合患者经新农合补偿后个人年度累计负担超出一定标准的合规医疗费用给予二次补偿，一般以该地区上一年度农村居民人均纯收入为参考。

从具体的补偿支付办法看，①在补偿标准上，目前各地实施方案存在两种补偿标准：一是大部分地区以费用为标准；二是山东、浙江两省继续延续新农合重大疾病医疗保障的工作方法，从特定病种的保障入手。②在保障范围上，2605 号文件规定，大病保险主要在参合人患大病发生高额医疗费用的情况下，对新农合补偿后需个人负担的合规医疗费用给予保障。在各地实践中，除少数省份，如江苏省，费用补偿可以超出基本医疗保险或新农合报销目录范围外，多数省份不允许超出目录范围。③在补偿水平上，大病保险补偿实际补偿比例不低于 50%，按医疗费用高低分段制订支付比例。各地根据当地实际情况采取不同的分段支付比例。在起付线和封顶线上，多数地区规定大病保险起付线以统筹区域上年度农民人均纯收入为标准。一个医疗年度内，个人负担的合规医疗费用累计超过这一标准则进入大病保险补偿范围，起付线不含基本医疗保险起付标准以下个人自付部分。有些地区以此为标准根据当地情况对起付线做了具体规定。多数省份对封顶线并未明确，只有少数几个省份在文件中予以规定。研究在表 3-4 中汇报了主要省份农村居民大病保险的起付标准。

表 3-4　主要省份和地区农村居民大病保险的起付线

省份（市、自治区）	起付线
广东、浙江、四川、福建、湖南、河南、北京、新疆维吾尔自治区	上一年度农村居民人均纯收入

续表

省份（市、自治区）	起付线
湖北、山东、吉林	8000 元
青海、甘肃	5000 元
宁夏回族自治区、山西	6000 元
山西	10 000 元
广西壮族自治区	不高于 15 000 元
安徽	10 000~20 000 元

部分资料来源：王婉.大病保险筹资机制与保障政策探讨——基于全国 25 省《大病保险实施方案》的比较 [J].华中师范大学学报（人文社会科学版），2014，（3）：16-22。

但因为不同省份甚至同一省份不同地区间新农合统筹地区的实际情况差异较大，所以各个新农合统筹地区在大病保险起付线的设置上亦存在差异。2605 号文件对此也有明确规定，各地区需结合实际自主确定大病保险的起付线和补偿比例。因此，实际操作中，实行省级统筹的地区均是由省新农合主管部门统一制定支付政策，如甘肃、青海等省份。而对于没有实行省级统筹的地区，多是由省里确定基本的支付标准，各个统筹地区结合实际设置具体的支付比例，如江苏省。

5.新农合重大疾病保障制度的经办管理

新农合重大疾病保障制度虽是一项单独的制度，但实际经办管理仍是由新农合办负责，符合新农合重大疾病保障范围的病种按照新农合重大疾病保障制度的要求进行补偿，由新农合基金直接进行支付。从实际运行看，不同统筹地区新农合重大疾病保障制度的申报程序存在一定差异，归纳起来共有两种：第一种，如果参合农民经医疗机构诊断所患疾病是新农合重大疾病保障制度纳入保障范围的病种，则先填写重大疾病保障申请表，经新农合主管部门审核，如果符合保障条件，则依据新农合重大疾病保障制度进行报销，如江苏、江西、湖北、湖南等省份。第二种，如果参合患者经诊断确定为符合保障条件，则定点医疗机构应对符合条件的患者按重大疾病类别加以管理，并做好材料备案和管理工作，患者治疗结束后由定点医疗机构向新农合主管部门提交结报费用补偿申请。就诊患者医疗费用一般能做到即时结报，具体有三种模式：一是参合患者即时结报，而结报费用则由新农合主管部门和医疗救助部门垫付，如湖北、湖南、山东、安徽等；二是新农合结报部门仅支付基金应付部分，医院垫付的医疗救助资金则由医院自行向民政部门申请，如河北、浙江等；三是新农合主管部门仅支付定额部分费用，患者支付自付费用，其他由医院垫付，如青海、贵州等省份[①]。

本研究通过调研还发现，尽管大多数统筹地区都主张基金的"一站式"结报，但在实际操作中还有很多例外，如目录外用药、转外就医。譬如：①镇江市区虽已经实现了城乡统筹，但在实际操作中新农合与城镇居民仍未实行统一管理。参合农民患新农合重大疾病

---

① 资料来源：周颖萍，代涛，毛阿燕.新型农村合作医疗制度重大病保障政策比较[J].医学与社会，2014，（4）：36-41。

保障范围内的大病后，需在当地的定点医疗机构开具证明，填写新农合重大疾病保障申请表，并提交至当地的医保管理中心。如果参合患者的条件符合报销要求，按规定可以直接在定点医疗机构即时结报，但因为累计报销次数的限制，很多参合大病患者需要后期再次到当地的医保中心进行二次报销。②溧阳市自 2004 年开始已将新农合的经办工作交予商业保险公司运作，为了防止过度用药增加新农合基金的负担，该地区对于转外就诊的报销一直采取事后报销。参合患者在就诊后携带全部报销材料交予商保机构派驻各个乡镇的办事处工作人员，或者直接到市健康管理中心进行结报①。

6.农村居民大病保险制度的经办管理

农村居民大病保险的经办管理则与新农合重大疾病保障制度有所不同。2605 号文件明确指出，地方主管部门在制定好诸如筹资、报销范围等基本的政策要求后，由政府招标选定承办大病保险的商业保险机构。随着落实大病保险工作的不断推进，中华人民共和国国家卫生和计划生育委员会等主管部门也反复提出要以地市或省为单位引入商业保险机构承办大病保险②。商保机构中标后，以保险合同的形式承办大病保险并承担经营风险，自负盈亏。截至目前，已有很多地区商保机构实现了新农合经办和大病保险承办的全流程服务，江苏省江阴市、南通市等地区还在此基础上支持商保机构开发补充性的商业医疗保险，为重大疾病患者再添一重保障。

但是，2605 号文件同时对商业保险公司经办大病保险的具体事宜做出了相应规定，如保费单独核算和管理，以确保资金安全和偿付能力；加强与新农合经办服务的衔接，提供"一站式"即时结算服务；依托新农合信息系统，实现必要数据的信息共享；发挥商保机构的全国网络优势，为参合患者提供异地结算等服务。总的来说，农村居民大病保险的出台标志着多层次农村医疗保障网的建立。利用新农合基金结余购买大病保险为基金结余的使用指明了方向和途径，避免了"大锅饭"式的二次补偿行为。商保机构经办大病保险主要带来如下好处：①能够进入大病保险的医疗费用，在医疗机构进行结算时可以直接结报，减轻了部分大病患者的经济负担；②大病保险即时结报制度，为参合患者提供了更为便捷的服务，"提升"了参合患者对重大疾病保障制度的满意度；③商保机构与新农合主管部门合署办公，不但提高了工作效率，同时增加了监管稽核的能力；④商保机构的全国网络优势，为参合患者的转外就医的审核结报提供了很多便利条件。

第二节　典型省份参合农民重大疾病保障制度运行状况

一、山东省参合农民重大疾病保障制度运行状况

山东省地处我国东部，是重要的沿海省份之一。2010 年以来，山东省对参合农民重大疾病保障进行了不断深入的探索。总的来说，先后经历了农村儿童 3 类重大疾病保障试点

① 资料来源：国家社会科学基金项目《"参合"农民重大疾病保障水平、适宜度及支付制度研究》在 2015 年 3 月～2016 年 1 月开展的实地调研。
② 资料来源：《国家卫生计生委办公厅关于做好新型农村合作医疗几项重点工作的通知》（国卫办基层发〔2014〕39 号）。

工作、新农合重大疾病保障病种范围不断扩大、新农合重大疾病医疗保险工作、城乡居民基本医疗保险制度整合工作过渡和居民大病保险制度实施这五个阶段。经过多年的改革发展，各阶段的政策平稳顺利推行，取得了较为明显的成效，大病患者就医负担有所减轻，参合农民大病保障制度也更加公平合理。自 2015 年开始，大病保险从原新农合仅对 20 类大病补偿，全部过渡为按额度补偿，不再区分病种；且报销比例不低于 50%，封顶线提高了 10 万元，达到 30 万元，体现了政策向重大疾病患者的倾斜。

1.农村儿童重大疾病保障试点阶段

2010 年 7 月山东省卫生厅下发文件，确定开展提高农村儿童重大疾病医疗保障水平试点工作[①]。其要求在 2010 年，选择青岛市崂山区、东营市河口区、青州市、宁阳县、临邑县、邹平县等 6 个试点县（市、区）开展试点，其他各市至少选择 1 个县（市、区）进行试点，有条件的地方可根据当地实际，扩大试点范围；2011 年扩大到 50% 以上的县（市、区），到 2012 年在全省全面推开。

（1）保障范围：试点工作先从解决患有儿童先天性心脏病、儿童急性白血病、单纯性唇裂 3 类疾病的 0～14 周岁（含 14 周岁）农村儿童入手。重点保障儿童先天性房间隔缺损、儿童先天性室间隔缺损、儿童先天性动脉导管未闭、儿童先天性肺动脉瓣狭窄、其他复杂先天性心脏病（如法洛氏四联症）及儿童单纯性唇裂等病种。纳入重大疾病保障范围的有儿童急性淋巴细胞白血病、儿童急性早幼粒细胞白血病。

（2）补偿方法：新农合和医疗救助基金在限定费用的基础上，实行按病种付费，原则上超出限额的费用由定点医院承担。儿童先天性心脏病、儿童急性白血病：限额内诊疗费用，新农合按照 70% 的比例给予补偿，医疗救助再按照 20% 的比例给予补偿；单纯性唇裂：限额内诊疗费用，新农合按照不低于 70% 的比例给予补偿。即时结报，并与医疗救助实行"一站式"服务。简化结算程序，及时结算定点医院的垫付资金。

2.重大疾病保障病种范围扩大阶段

自 2011 年开始，山东省新农合重大疾病保障的病种由 3 类儿童重大疾病逐渐增加，至 2012 年上半年，山东省新农合在救治儿童白血病、儿童先天性心脏病、乳腺癌等 9 类重大疾病的基础上，新增慢性粒细胞白血病、唇腭裂、肺癌、食管癌、胃癌、1 型糖尿病等 11 类重大疾病。2012 年上半年，新农合实际补偿比例为 62.18%。

3.新农合重大疾病医疗保险工作阶段

2012 年 10 月，根据 2605 号文件，山东省出台文件开始开展新农合重大疾病医疗保险工作[②]。新农合重大疾病医疗保险（简称新农合大病保险）利用新农合基金购买大病保险，在新农合报销的基础上，对参合居民大病患者发生的高额医疗费用再给予补偿，并与医疗救助有效衔接，形成多重保障机制。

---

① 资料来源：山东省卫生厅《关于开展提高农村儿童重大疾病医疗保障水平试点工作的实施意见》（鲁卫农卫发〔2010〕9 号）。

② 资料来源：山东省人民政府办公厅《关于开展新型农村合作医疗重大疾病医疗保险工作的意见（试行）》（鲁政办发〔2012〕65 号）。

（1）资金筹集：2013 年，新农合大病保险的筹资标准为每人 15 元，由统筹地区新农合经办机构从新农合基金支出户中直接列支一定比例或额度作为新农合大病保险资金，用于购买商业保险机构大病保险，于每年年初按照山东省确定的比例直接拨付至商业保险机构。资金原则上是从新农合基金结余或年度新增政府补助中支出的。

（2）保障范围：新农合大病保险的对象为新农合参合居民。新生儿出生当年，随父母自动获取参合资格并享受新农合待遇，同时享受大病保险待遇，自第二年起按规定缴纳参合费用。新农合大病保险的保障范围与新农合按政策规定提供的医疗保障水平相衔接，在新农合政策范围内报销的基础上，大病保险主要在参合居民患大病发生高额医疗费用的情况下，对新农合补偿后需个人负担的合规医疗费用给予保障。2013 年，先将 20 类重大疾病纳入了大病保险保障范围，其包括儿童白血病、儿童先天性心脏病、终末期肾病、乳腺癌、宫颈癌、重性精神疾病、艾滋病机会性感染、耐多药肺结核、血友病、慢性粒细胞白血病、唇腭裂、肺癌、食管癌、胃癌、1 型糖尿病、甲亢、急性心肌梗死、脑梗死、结肠癌、直肠癌等。

（3）补偿标准：2013 年 1 月 1 日起，大病保险资金对 20 类重大疾病参合患者住院发生的高额合规医疗费用给予补偿，新农合大病保险的补偿政策实际支付比例不低于 50%，并按照医疗费用高低分段制订支付比例，医疗费用越高支付比例越高，20 类重大疾病医疗费用经新农合报销后，个人负担的合规医疗费用 8000 元以内（含 8000 元）的部分报销 17%，超出 8000 元的部分报销 73%，个人最高每年补偿限额为 20 万元[①]。在新农合报销、大病保险补偿的基础上，民政部门对贫困患者给予一定救助。

（4）经办管理：新农合大病保险采取向商业保险机构购买大病保险的方式，通过公开招标确定具有资质的商业保险机构承办新农合大病保险业务。符合准入条件的商业保险机构自愿参加投标，中标后以保险合同的形式承办新农合大病保险，承担经营风险，自负盈亏。商业保险机构承办大病保险的保费收入，按规定免征营业税。商业保险机构承办新农合大病保险获得的保费收入实行单独核算、专账管理。商业保险机构发挥信息系统平台和垂直管理体系的优势，实行"一站式"即时结算服务，为参合居民提供异地就医结算服务。

（5）结算报销：参合农民在即时结报定点医疗机构住院治疗的，出院结算实行新农合报销与新农合大病保险补偿"一站式"即时结报；在不能实行即时结报的定点医疗机构住院治疗的，先到统筹地区新农合经办机构办理报销，再到商业保险经办机构办理新农合大病补偿。截至 2013 年年底，山东省新农合制度参合人口 6381.38 万，参合率高达 99.97%。2013 年山东省人均筹资 356 元，其中各级财政补贴达到 280 元，全年筹资共 226.96 亿元。其中，农村居民大病保险共计补偿 29.68 万人，赔付资金达 9 亿元，赔付率超过 98%（不包含商保运营成本）。

4.城乡居民基本医疗保险制度整合工作过渡阶段

山东省在整合原城镇居民医保和新农合的过程中，遇到的问题是政策过渡期内新农合大病保险如何报销。山东省人力资源和社会保障厅在 2014 年 2 月 14 日召开的新闻通报会中说明，在统一的居民大病保险政策出台前，2014 年 1 月 1 日以来发生的 8000 元~20 万元的重

---

① 资料来源：山东省财政厅网站，新型农村合作医疗重大疾病医疗保险补助政策，2013-9-28。

大疾病医疗保险合规医疗费用，仍按新农合的原规定报销；整合城乡医保后，实施统一的城乡居民大病保险制度。新农合大病保险从病种角度出发，共有 20 种重大疾病属于报销范围，整合以后不再单纯从"病种"角度，而是以居民实际花费"额度"为基础，医疗费用超过山东省规定额度就可以享受大病保险，同时兼顾原新农合 20 个病种报销比例不降低。

2014 年 3 月 17 日，山东省人民政府办公厅下发文件，提出在建立居民基本医疗保险制度后，全面开展居民大病保险①。对农村居民患 20 类重大疾病发生的医疗费用，2014 年单独进行补偿。所发生的医疗费用经居民基本医疗保险补偿后，个人负担合规医疗费用 10 000 元以上的部分给予 73%补偿，10 000 元以下的部分给予 17%补偿，个人每年最高补偿限额为 20 万元。自 2015 年起，居民大病保险不再执行 20 类重大疾病补偿政策，统一按医疗费用额度进行补偿。

5.居民大病保险制度实施阶段

2014 年 3 月份山东省先后印发了《关于开展居民大病保险工作的意见》和《居民大病保险工作实施方案》，标志着山东居民大病保险制度全面建立并启动实施。2015 年，山东省对 2014 年居民大病保险工作实施方案做了进一步完善，制定了新的《居民大病保险工作实施方案》，对整合居民医疗保险后的大病保障内容做了明确规定②。

（1）保障范围：居民大病保险的保障对象为已参加居民基本医疗保险的人员，保障范围与居民基本医疗保险相衔接，采取按医疗费用额度补偿的办法。对居民一个医疗年度发生的住院医疗费用和纳入统筹基金支付范围的门诊慢性病费用，经居民基本医疗保险补偿后，个人累计负担的合规医疗费用超过居民大病保险起付标准的部分，由居民大病保险给予补偿。居民大病保险的医疗年度为 1 月 1 日至 12 月 31 日。

（2）资金筹集：居民大病保险实行全省统筹，由山东省统一向商业保险公司购买医疗保险服务。大病保险资金从居民基本医疗保险基金中划拨，参保个人不缴费。基本医疗保险统筹地区经办机构于每年 4 月底前将资金总额的 80%拨付至经办大病保险的商业保险机构，剩余的 20%经山东省人力资源和社会保障厅会同山东省发展和改革委员会、山东省财政厅、山东省卫生和计划生育委员会，根据对商业保险机构经办大病保险的评估审计情况于年底前拨付。2015 年全省居民大病保险按每人 32 元划拨资金。

（3）补偿标准：2015 年，山东省居民大病保险起付标准为 1.2 万元，个人负担的合规医疗费用 1.2 万元以下的部分不给予补偿；个人负担的合规医疗费用 1.2 万元（含 1.2 万元）～10 万元以下的部分给予 50%补偿；10 万元（含 10 万元）～20 万元以下的部分给予 60%的补偿；20 万元以上（含 20 万元）的部分给予 65%补偿。一个医疗年度内，居民大病保险每人最高给予 30 万元的补偿。

（4）经办管理：山东省居民大病保险实行省级统筹，全省统一政策、统一招标，通过政府采购选定 3 家或 4 家商业保险机构负责承办，2 年为一个采购周期。并将居民大病保险资金收支纳入居民基本医疗保险基金预算和决算管理，规范资金拨付流程，协同推进基本医疗保险、居民大病保险支付方式改革，借助商业保险机构加强对定点医疗机构医保费用控制的管理。商业保险机构经办大病保险获得的保费实行单独核算、专账管理，每季度

---

① 资料来源：《山东省人民政府办公厅关于开展居民大病保险工作的意见》（鲁政办发〔2014〕13 号）。
② 资料来源：山东省人力资源和社会保障厅网站，《山东省居民大病保险实施方案》，2015-1-7。

要将全省居民大病保险资金收入情况、参保人员医疗费用补偿情况报送山东省人力资源和社会保障厅，并将各市的情况分送当地人力资源和社会保障局。

（5）结算报销：居民大病保险医疗费用和居民基本医疗保险医疗费用均由定点医疗机构按相关规定和协议统一结算。参保居民在具备即时结算条件的定点医疗机构，发生的符合居民大病保险补偿范围的医疗费用，与居民基本医疗保险一并即时结算，所需医疗费用由商业保险机构审核后及时拨付定点医疗机构；尚不能实现即时结算的，由参保居民到商业保险机构在参保地医疗保险经办服务大厅设立的窗口审核报销。

总体来看，山东省于2013年年初在全国率先启动了省级统筹的新农合大病保险试点工作，将20类重大疾病患者发生的合规医疗费用纳入大病保险补偿范围，取得了明显的成效。实行省级统筹，增强了基金的抵御风险能力也有利于降低运营成本。在2013年年底决定全面推进城镇居民医保和新型农村合作医疗制度整合，并于2014年8月底全面完成两项制度的整合，同时提出了建立全省统一的居民基本医疗保险制度。城乡居民医保整合后，农村居民待遇得到提升，大病保障范围也扩大，医保的公平性和可持续性得到增加，2015年山东省居民大病保险覆盖了全体参保居民，累计补偿180.7万人次、37.8亿元。但仍需要在实践探索中考虑资金的运行压力、起付线标准是否偏高等问题。

二、安徽省参合农民重大疾病保障制度运行状况

安徽省是农业大省，加强农村卫生、提高农民健康水平一直是其卫生工作改革的重中之重。为缓解农村重大疾病患者家庭因病致贫的问题，安徽省在新农合制度保基本的基础上，积极推进提高重大疾病保障待遇的工作。2014年，安徽省新农合参合人数为5190.4万，新农合各级财政补助标准提高到320元/人，人均筹资水平达到历史最高水平，为390元/年，参合农民住院实际补偿比达60.12%，门诊统筹实际补偿比达44%。同时，全省在省级医院推行实施51种常见疾病按病种付费，66个县实施了新农合大病保险，由商业保险机构承办新农合大病保险；剩余的19个统筹地区暂由新农合中心自行经办大病保险[1]。

1.安徽省新农合重大疾病保障制度的运行情况

2010年7月，安徽省出台方案[2]决定对农村儿童白血病与儿童先天性心脏病等开展按病种付费并提高医疗保障水平试点工作，试点重大疾病医疗费用由新农合基金、医疗救助基金与患者个人合理分担。试点阶段，择优选择省直三级综合医院和省级儿童专科医院作为首批定点救治医院，保证试点重大疾病医疗安全和医疗质量。新农合基金与医疗救助基金按分类病种实行定额付费，即对每例行首次诱导加巩固化疗或造血干细胞移植术治疗的白血病患者，新农合基金按定额的70%、城乡医疗救助基金按定额的20%，支付补偿金；对每例行外科手术治疗或介入治疗的先天性心脏病患者，新农合基金按定额的50%、城乡医疗救助基金按定额的20%，支付补偿金。

---

① 资料来源：《2014年安徽省新型农村合作医疗民生工程完成年度目标任务》。
② 资料来源：《安徽省重大疾病按病种付费并提高医疗保障水平试点工作实施方案（2010版）》。

　　2011 年在总结经验的基础上, 安徽省新农合重大疾病按病种付费实施方案①确定将急性早幼粒白血病等 20 组（含 30 以上的单病种）重大疾病列入 2011 年度省级医院按病种付费并提高医疗保障水平扩大试点范围。在补偿标准上, 新农合基金按照 70% 的支付比例, 对每例重大疾病住院患者实行定额付费, 此外, 新农合基金对重大疾病患者的定额补偿, 不受新农合报销药品目录与诊疗项目目录限制, 且不计入患者当年新农合封顶线计算基数。在结算报销上, 参合重大疾病患者到定点救治医院就诊, 对确诊为按病种付费范围的重大疾病患者标注"新农合重大疾病", 按重大疾病类别进行管理。入院时, 按该病种定额标准的 30% 预交住院费用; 出院时, 按当次住院实际医疗费用的 30%, 结清个人自付费用, 其预交的住院费用多退少补。

　　2012 年 6 月, 安徽省决定在省级医院继续推进大病保障试点工作, 新增 20 组重大疾病实行按病种付费并提高医疗保障水平②, 同时, 全面推开尿毒症、儿童白血病、儿童先天性心脏病、乳腺癌、宫颈癌、重性精神疾病、耐多药肺结核、艾滋病机会性感染等 8 类大病保障, 将肺癌、食管癌、胃癌、结肠癌、直肠癌、慢性粒细胞白血病、急性心肌梗死、脑梗死、血友病、1 型糖尿病、甲亢、唇腭裂等 12 类大病纳入保障和救助试点范围③。新农合基金付费方面, 仍然对每例重大疾病住院患者实行定额付费, 按病种定额标准及新农合基金支付定额, 不受新农合报销药品目录与诊疗项目目录限制, 不计入患者当年新农合封顶线计算基数。

　　2014 年, 安徽省规定实行按病种付费的住院患者补偿, 不设起付线, 不设封顶线, 不受药品目录及诊疗项目目录限制, 新农合基金实行定额补偿。按病种付费重大疾病患者的定额补偿费用不计入当年新农合封顶线计算基数。省、市、县级按病种付费补偿政策另文规定, 新农合基金支付比例原则上为 60%～85%④。从 2014 年 1 月 1 日起, 《安徽省新农合统筹补偿方案（2012 版）》及《关于调整 2013 年全省新型农村合作医疗补偿政策的通知》等过去历年的统筹补偿方案同时废止。

　　截至 2014 年, 安徽省共开展了 52 组重大疾病 100 多个单病种的大病保障工作, 全面覆盖了国家规定的 20 个重大疾病病种, 个别地区还开展了近 200 组常见病症的按病种付费工作。此项工作的开展不仅大幅度提高了重大疾病保障水平, 还对控制医疗费用、规范诊疗行为、建立分级诊疗机制等起到了积极的推进作用。安徽省重大疾病保障政策采取整体设计, 使按病种付费、临床路径管理、提高医疗保障水平与分级定点救治四方面紧密结合, 四环相扣。安徽省重大疾病实施以来, 取得了一定的成效。参合住院患者得到了更高比例的补偿。数据显示, 2014 年重大疾病住院患者的平均实际补偿比达到了 70% 以上, 比普通住院实际补偿比高 12 个百分点。

　　在 2015 年安徽省新型农村合作医疗实施办法中⑤, 指出要进一步提高筹资标准和保障水平, 扩大按病种付费病种范围和医疗机构范围, 动态调整本级按病种付费病种定额标准。继续开展实施省、市级医院常见病按病种付费。截至 2015 年上半年, 先后将 67 组重大疾病（含 164 个单病种）列入重大疾病保障范围。

---

① 资料来源:《关于印发安徽省省级医院新农合重大疾病按病种付费实施方案（2011 年试行版）的通知》。
② 资料来源:《安徽省省级医院 2012 年新增新农合重大疾病按病种付费实施方案（试行）》。
③ 资料来源:《安徽省深化医药卫生体制改革 2012 年主要工作安排》（皖政办秘〔2012〕98 号）。
④ 资料来源:《安徽省新型农村合作医疗统筹补偿方案（2014 版）》。
⑤ 资料来源:《安徽省 2015 年新型农村合作医疗实施办法》。

2.安徽省农村居民大病保险制度的运行情况

安徽省农村居民大病保险制度运行整体可分为三个阶段，具体如下：

（1）试点运行阶段：根据 2605 号文件精神，2012 年 10 月，安徽省出台开展城乡居民大病保险工作实施意见[①]。要求在 2013 年启动大病保险试点工作，在全省范围内选择 3～5 个市作为城镇居民大病保险试点市，选择 10 个县作为新农合大病保险试点县。试点地区医保、新农合基金应有适度规模的结余，且近三年未出现过收不抵支等现象，基金运行平稳，管理水平较高。目标是到 2015 年，大病保险覆盖全省所有城镇居民、新农合参保（合）人员，对参保（合）人员基本医保报销后的个人负担费用，大病保险平均实际支付比例不低于 50%。

1）保障范围：大病保险保障对象为安徽省城镇居民医保、新农合的参保（合）人员。在城镇居民医保、新农合政策基础上，参保（合）人员住院费用经城镇居民医保、新农合报销后，对一个参保年度内个人累计合规自付费用超过起付线的部分，大病保险给予补偿。

2）资金筹集：城镇居民参保人员大病保险实行市级统筹，城镇居民医保和新农合基金有结余的地区，利用结余筹资解决大病保险资金；结余不足或没有结余的地区，从城镇居民医保、新农合年度筹资中统筹解决。2013 年，城镇居民大病保险筹资标准为 30 元/人左右，新农合大病保险试点地区筹资标准原则上为 15 元/人。

3）补偿标准：大病保险报销起付线不含基本医疗保险起付标准以下个人自付部分。2013 年，城镇居民医保大病保险起付线为上一年度城镇居民年人均可支配收入，大病保险分段补偿比例为 30%～80%；新农合大病保险起付线为 10 000～20 000 元，大病保险分段补偿比例为 40%～80%。

4）经办管理：坚持合同期内收支平衡、保本微利、承担风险、自付盈亏的原则，合理控制商业保险机构盈利率。超出合同约定盈利率以上的部分全部返还基金。政策性亏损由医保经办机构与商业保险机构通过合同约定承担比例；非政策性亏损，全部由商业保险机构承担。商业保险机构不得提取管理费用。

5）结算报销：商业保险机构建立大病保险结算信息系统，并与城镇居民医保、新农合、医疗救助和医疗机构的信息系统之间实现互联互通，实现自动化大病补偿结算。商业保险机构与医疗机构合作，对单次住院个人自付费用超过起付线的部分提供即时结算服务。省外住院的大病患者，其基本医保报销后自付额度超过规定标准的，患者回参保参合所在地向保险公司申请补偿，商业保险机构在申请之日起十个工作日内办理结报。省内多次住院个人自付费用累计超过起付线的，患者回参保参合所在地向保险公司申请补偿，商业保险机构按合同约定在 1 个月之内补偿到位。

（2）全面实施阶段：根据 2605 号文件和安徽省出台的《关于开展城乡居民大病保险工作的实施意见》，在广泛征求新农合统筹地区意见的基础上，结合安徽省 2012 年新农合运行的实际情况，2013 年 2 月安徽省制定了新农合大病保险统筹补偿指导方案[②]。

1）资金筹集：新农合大病保险资金以原新农合统筹地区为单位筹集，按照每年每参合人口 15 元的标准从统筹地区新农合基金累计结余中列支；结余不足或没有结余的统筹地

---

① 资料来源：《关于开展城乡居民大病保险工作的实施意见》（皖发改社会〔2012〕1012 号）。
② 资料来源：《关于印发安徽省新农合大病保险统筹补偿指导方案（2013 版）的通知》（皖卫农〔2013〕7 号）。

区，从 2013 年度新农合统筹资金中予以安排、切块列支。

2）补偿支付：大病保险起付线为 10 000～20 000 元，统筹地区根据新农合基金承受能力自行确定，并依据新农合及大病保险运行情况进行动态调整。合规可补偿费用方面，计算公式为大病保险合规可补偿费用=参合患者合规的住院及特慢病门诊费用-新农合已补偿费用-原新农合补偿起付线（多次住院的累计计算）-大病保险起付线。新农合大病保险合规可补偿费用可以单次住院计算，也可以多次住院及特殊慢性病门诊费用累加计算。按病种付费病种住院患者，新农合已补偿费用=实际住院医药费用-患者自付费用。大病保险合规可补偿费用分费用段设定补偿比例，各费用段补偿额累加得出大病保险总补偿额（表3-5）。

表 3-5　新农合大病保险合规可补偿费用分段补偿比例

费用分段	省内医疗机构补偿比例（%）	省外医疗机构补偿比例（%）
0～2 万	40	35
2 万～5 万	50	45
5 万～10 万	60	55
10 万～15 万	70	65
15 万以上	80	75

注：新农合大病保险单次补偿，凡合规可补偿费用中含有省外住院医药费用的，一律执行省外医疗机构补偿比例。

3）经办管理：商业保险机构承办新农合大病保险，资金由财政部门按照合同规定支付给商业保险机构。商业保险机构建立专账管理、专项核算。新农合大病保险资金年度结余部分，全部返还新农合基金财政专户；政策性亏损部分，新农合基金与商业保险机构分别承担 70%、30%；非政策性亏损，全部由商业保险机构承担。

4）结算报销：承办商业保险机构在定点医疗机构办理大病保险即时结报，实行新农合补偿与大病保险补偿"一站式"服务。大病患者可选择以单次住院费用结报大病保险补偿，也可选择以多次住院及特殊慢性病门诊累计费用结报大病保险补偿。参合年度内办理第 2次及第 2 次以上大病保险补偿，重新累计大病患者前次及本次大病保险合规可补偿费用，分段计算大病保险补偿总额，减去前次大病保险已补偿额，得出本次大病保险应补偿额。在报销次序上，参合患者先办理新农合报销，后办理大病保险报销。

（3）政策调整阶段：2015 年安徽省新农合大病保险覆盖全省所有统筹地区，新增 19个县（市、区）实施新农合大病保险，新农合大病保险工作继续发展。在 2015 年新农合大病保险工作中，安徽省依据统筹地区新农合补偿实施方案等政策调整情况、2014 年度大病保险基金实际运行情况、2014 年度承办商业保险机构考核情况等，动态调整了 2015年承办商业保险机构和人均筹资额，在补偿标准上也做了相应调整。随着筹资标准提高，2015 年省内医疗机构新农合大病保险合规可补偿费用分段补偿比例在原有基础上提高 5个百分点，具体见表 3-6。

表 3-6　新农合大病保险合规可补偿费用分段补偿比例

费用分段	调整前省内医疗机构补偿比例（%）	调整后省内医疗机构补偿比例（%）
0～2 万	40	45
2 万～5 万	50	55
5 万～10 万	60	65
10 万～15 万	70	75
15 万以上	80	85

　　截至 2015 年上半年，安徽省实际参合人数为 5190.8 万，覆盖农业人口 5101.4 万，参合率达 101%。2015 年筹资标准每人每年达 480 元，较 2010 年增长 2.2 倍。随着筹资标准的提高，报销比例显著提高，新农合保障力度进一步加大，大病保障能力显著增强，继 2010 年启动农村儿童白血病、先天性心脏病大病试点后，又先后将 67 组重大疾病（含 164 个单病种）列入重大疾病，提高报销比例并实施按病种付费，同时开展"新农合大病保险"试点，以实现大病保险全省覆盖，使患者家庭负担明显减轻[①]。

　　综上可见，安徽省农村居民重大疾病保障制度具体分为新农合重大疾病保障制度和农村居民大病保险制度两部分，相较山东省农村居民大病保险制度，安徽省大病保险制度明显具有更大的保障覆盖面。但从实际运行情况看，这同样会存在一些问题，如增加了新农合基金的运行压力。据统计，安徽省 2013 年有近一半的新农合统筹地区出现基金当期赤字，全省新农合基金使用进度偏快；而且，安徽省新农合大病保险基金是以县为统筹单位，从而影响了基金的互助共济能力和可持续性。另外，按病种定额付费影响了定点医疗机构医疗服务的积极性，从而可能出现拒收现象。

三、云南省参合农民重大疾病保障制度运行状况

　　云南省地处我国西南部，是我国经济较为落后的农业大省，至 2015 年末，全省常住人口为 4741.8 万，乡村人口为 2687.2 万[②]。在 2012 年国家扶贫开发工作重点县名单中，云南省有 73 个，贫困县数量居全国第一位。云南省农民"因病致贫、因病返贫"的问题在全国比较突出。经积极争取，云南省成为全国首批 4 个新农合试点省之一，于 2003 年开始在 20 个县启动了新农合试点工作；2007 年比全国提前一年实现了全覆盖的目标，通过加强政府组织引导、保证财政投入、合理设计和调整补偿方案、加强基金监管、提高医疗机构服务能力和医疗服务可及性等措施，新农合从无到有、从小到大，全省新农合制度框架已基本建立，运行机制基本完善，初步解决了农民群众"看病难、看病贵"的问题。十多年来，云南省政府一直把新农合制度作为一项民生工程，不断健全和完善其管理服务体系。

　　1.云南省新农合重大疾病保障制度的运行情况

　　（1）保障范围：云南省于 2010 年启动了提高农村儿童白血病、儿童先天性心脏病医疗保障水平试点工作；2011 年试点范围扩大到妇女乳腺癌、宫颈癌、农村重性精神病、终末

　　① 资料来源：安徽省新型农林合作医疗网站，2015-12-2。
　　② 资料来源：《云南省 2015 年国民经济和社会发展统计公报》。

期肾病、耐多药肺结核、艾滋病机会性感染等 8 种疾病；2012 年又将血友病、慢性粒细胞白血病、唇腭裂、肺癌、食管癌、胃癌、1 型糖尿病、甲亢、急性心肌梗死、脑梗死、结肠癌、直肠癌等 12 类重大疾病纳入保障范围，使新农合重大疾病保障病种达到 20 种。2012 年，云南省 28 453 名参合大病患者从提高新农合重大疾病保障水平政策中受益；2013 年，将儿童苯丙酮尿症、儿童尿道下裂两种病症增补纳入新农合重大疾病保障范围。

（2）补偿支付：在新农合重大疾病保障政策范围内，医疗费用由新农合资金按总费用的 70% 报销。在支付方式上，实行按病种包干付费，不设住院起付线，在包干费用内新农合基金补偿 70%。2013 年，提高儿童先天性心脏病、儿童白血病、乳腺癌、宫颈癌、耐多药肺结核、艾滋病机会性感染等 6 个病种的新农合定额支付标准。将原儿童急性淋巴细胞白血病标危组第一年的住院治疗费用，在支付方式上由限额支付调整为定额支付，支付标准由 5.5 万元提高到 10 万元。将原相关病种没有覆盖的疾病类型扩增纳入保障范围，如对于儿童先天性心脏病，原来只纳入了 VSD、ASD、PS、PDA 4 个病种类型，经调整把上述 4 种类型的两种或两种以上合并症，以及法洛四联症也纳入重大疾病保障范围，使更多的参合患儿受惠。2015 年将尿毒症门诊、住院透析治疗和儿童白血病住院治疗结算办法调整为，在定额包干总额范围内，以治疗年度为结算周期，实行按疗程结算，方便尿毒症和儿童白血病参合患者结算报销，减轻定点医疗机构垫资负担。

（3）结算报销：2015 年云南省全面实行即时结报。凡符合 22 种重大疾病保障范围的参合患者，在定点救治医院住院（含符合规定的重大疾病门诊）的治疗费用必须实行即时结报，参合患者只需支付个人自付部分。对不符合条件或客观原因无法即时结报的，定点医院须出具书面说明，并告知参合患者或家属。

2014 年全年，云南省共有 66 911 名参合农民享受到 22 种重大疾病提高保障水平政策的实惠，与 2013 年同期相比增长了 30.23%，切实减轻了重大疾病患者医疗费用负担。此外，云南省还提出一系列惠民措施，如提高对尿毒症和重症精神病患者的救治保障水平，将实际报销比例提高至 90%；同时还结合医疗救助项目，对五保户等救助群体基本实现免费医疗。2015 年，云南省新农合筹资标准提高到每人每年 470 元，其中各级财政对新农合的人均补助标准提高到 380 元，参合农村居民个人缴费标准为人均 90 元；已全面实行 22 种重大疾病即时结报，即参合患者在定点医疗机构救治后仅需支付个人自付部分，对于某些不能进行即时结报的，定点医疗机构必须出具相关说明，并详细告知。

2.云南省农村居民大病保险制度的运行情况

2013 年，云南省部分地区开始实行利用新农合基金购买大病商业保险为主的农村居民大病保险制度，对参合农民因大病带来的高额医疗费用给予二次报销，参合农民个人无须再次缴费，只要从新农合基金中进行列支，但各地区实施办法略有不同。2015 年，云南省各地以利用新农合基金购买大病商业保险为主，全面实施了农村居民大病保险工作；要求实现州（市）级统筹农村居民大病保险，提高抗风险能力。

（1）资金筹集：在具体的筹资标准设置上，云南省各州（市）也不尽相同。曲靖市、楚雄彝族自治州、大理白族自治州等试点均由经办机构统一向商业保险公司购买大病保险，对参合农民患大病发生在高额医疗费用的情况下的合规医疗费用给予报销，参合农民个人无须交费，从新农合统筹资金划出。大理白族自治州农村居民大病保险实行州级统筹，将全州开展新农合工作的 12 个县市全部纳入农村居民大病保险统筹范围。但各地大病保险人均筹资标准各地不同，2013 年曲靖市人均 30 元、楚雄彝族自治州人均 25 元、大理白族自治州人均 20 元。

（2）补偿支付：2013 年，曲靖市将经新农合报销后个人年度累计负担的政策范围内医疗费用超过 7000 元的，纳入大病保险保障范围，按照自付费用的数额不同予以 50%～70% 的报销，年度累计补偿最高限额为 20 万元。楚雄彝族自治州将参保人在当年内发生住院，医药费用经新农合减免后，政策范围的个人自付总费用累计超过 3000 元的，超过部分纳入大病保险，实行分段理赔，3000～10 000 元赔付 50%；10 000 元以上赔付 60%，不设封顶线。大理白族自治州对参合农民患大病发生高额医疗费用的情况下的新农合补偿后需个人负担的合规医疗费用给予保障，报销比例按医疗费用高低分段制订支付比例，2013 年个人累计负担的合规医疗费用 5 000 元（含 5 000 元）以下部分，不予报销；5 000～10 000 元（含 10 000 元）部分，实际报销比例 50%；10 000～30 000 元（含 30 000 元）部分，实际报销比例 60%；30 000～50 000 元（含 50 000 元）实际报销比例 70%；50 000 元以上实际报销比例 80%，年度累计补偿上不封顶。

（3）经办管理：以州（市）为单位，委托有资质的商业保险机构承办大病保险。有条件的地区在委托商业保险机构承办大病保险业务的基础上，探索通过政府购买公共服务的方式，将新农合经办服务交由商业保险机构负责。建立完善的基本医保和大病保险经办服务通道，实现"一站式"全流程服务。并加强重大疾病和大病保险对接，最大限度减轻参合患者个人自付负担。

此外，云南省还推进农村居民大病补充保险试点工作。从 2010 年开始，楚雄彝族自治州、红河哈尼族彝族自治州、临沧等地陆续开展了农村居民大病补充医疗保险试点，广大农民在参加新农合的基础上，自愿选择每人再缴费 20 元参加大病补充医疗保险。2012 年，3 个州（市）参保人数达到 299.25 万人，筹集资金为 5985.01 万元，有 22 077 人享受到大病补充保险补偿，共获补偿金 3916.28 万元。玉溪市，大理白族自治州永平县、鹤庆县在当地财政支持下开展大病二次补偿，对参合农民符合新农合报销政策的自付费用超过设定起付线后再报销 50%。大病补充保险和大病二次补偿工作的开展有效减轻了自付费用较高参合农民的医疗费用负担。

综上可见，云南省农村居民重大疾病保障制度的建设，一直与国家大政方针保持同步。但因为云南省地处我国西南，经济发展水平相对落后，且贫困地区较多，地区之间差异较大，所以在大病保险开展中还是存在很多问题。如农村居民大病保险的利用率相对城镇居民明显偏低，表面看是城镇居民和农村居民之间的大病发生率差异较大，但实际上是农村居民的医疗消费水平低，医疗需求得到极大抑制。另外，云南省大病保险在 2015 年按要求实现了州（市）级统筹，但并未达到省级统筹，大病保险甚至新农合基金的互助共济能力较低，统筹层次有待提高，以使存量资源得到优化和壮大。

第四章 重大疾病对参合农民可行能力影响的实证分析

为进一步论证重大疾病对参合农民可行能力，尤其是非经济可行能力的影响作用，本研究结合第二章第三节中关于重大疾病对参合农民可行能力影响的作用机制，运用中国综合社会调查（Chinese general social survey，CGSS）对 2013 年数据进行了实证分析。由于很难对参合农民的所有可行能力进行分析，故而此处以参合农民经济状况作为其经济可行能力的代理变量，以就业能力和健康状况（包含心理健康和身体健康）作为非经济可行能力的代理变量进行分析。

第一节 疾病（重大疾病）影响参合农民经济状况的实证分析

一、分析框架

由疾病（重大疾病）作用参合农民福利状况的机制和路径可知，疾病（重大疾病）对参合农民最直接的影响就是降低其经济福利状况，具体来说，包括三个方面：一是增加疾病经济负担（economic burden of disease）。疾病经济负担概念是由世界银行在 1993 年发布的世界发展报告中提出的，又称作疾病经济成本，主要指疾病给患者带来的经济损失及患者为防止疾病消耗的各种资源折合的货币价值（胡建平等，2007）。其又可分为直接经济负担和间接经济负担两部分，其中，直接经济负担主要是指患者及其家庭为治疗患者疾病支付的医疗费用、交通费、膳食费和护理费等；间接经济负担则主要是指患者因为发生疾病、中毒或者伤害等引起的失能或者早逝造成的未来劳动能力下降带来的货币损失。二是降低个人经济收入。如前所述，疾病（重大疾病）通过损害参合患者的身体健康，降低参合患者的劳动能力和工作效率，从而影响参合患者的个人经济收入。对于参合农民来说，这一问题尤为凸显。绝大多数参合农民都是通过务农获得经济收入，劳动能力减弱或者丧失劳动能力必然会影响个人经济收入。调研发现，90% 以上的肿瘤等重症疾病患者患病后基本丧失了劳动能力，有些患者甚至不能承担一般性的家务劳动。三是减少家庭经济收入。家庭经济收入减少主要有三种可能：①参合患者本人经济收入减少造成的家庭经济收入减少；②为患者治疗疾病支出的医疗费用，陪护、误工等导致的间接损失；③借债。可见，疾病（重大疾病）不仅会增加参合患者的疾病经济负担，还会降低其个人经济收入和家庭经济收入。

本节实证分析旨在考察疾病（重大疾病）对参合农民经济福利状况的影响。众所周知，疾病（重大疾病）在正规医疗机构进行治疗必然会产生经济成本，即疾病经济负担，因此本研究在此处不考察疾病（重大疾病）对参合农民疾病经济负担的影响，仅考察疾病（重大疾病）对参合农民个人经济收入及其家庭经济状况的影响。

二、模型设定与变量选择

为增加研究的科学性和适用性，本研究应用 CGSS 2013 数据进行实证分析。该项目始于 2003 年，是我国最早的全国性、综合性、连续型的学术调查项目，每年对全国 28 个省市地区的一万多户家庭进行抽样调查[①]。这里，本研究采用已经公开的、最新一年（2013年）的 CGSS 数据进行分析。因为研究对象为参合农民，所以首先剔除掉户口登记状况不是农业户籍和信息不完整的个体，共得到有效样本 2558 例。而后根据研究目标选择"个人全年经济收入"和"家庭全年经济收入"两个指标作为被解释变量参合患者经济福利状况的代理变量，选择"最近 12 个月是否住院"作为解释变量疾病（重大疾病）的代理变量。参照 Rama（2012）的经验模型，研究如下设置的其他解释变量：一是个体特征变量，包括性别、年龄、受教育程度、婚姻状况、当前健康状况；二是地区特征变量，研究根据被调查对象所在省份将其所处地区调整为东部、中部和西部，进而研究疾病（重大疾病）对参合患者经济福利状况的影响（表 4-1）。

表 4-1　变量选择及变量说明

变量类型	变量名称	变量定义		变量类型	均值	样本数（人）
被解释变量	selfeco	全年个人经济收入	实际值	C	11 125.96	2558
	famieco	全年家庭经济收入	实际值	C	30 534.25	2558
解释变量	sex	性别	男性=1	D	0.47	1200
			女性=0			1358
	age	年龄	实际值	C	52.80	2558
	reli	宗教信仰	不信仰宗教=1	D	0.88	2241
			信仰宗教=0			317
	edu	受教育程度	没上过学=0	Q	1.40	494
			小学=1			847
			初中=2			966
			高中=3			197
			大学=4			54
	marri	婚姻状况	有配偶=1	D	0.84	2152
			无配偶=0			406
	health	身体健康状况	差=1	Q	2.79	334
			一般=2			896
			好=3			521
			很好=4			582
			非常好=5			225
	inhos	最近 12 个月是否住院	是=1	D	0.14	363
			否=0			2195

---

① 中国综合社会调查网站：http://www.chinagss.org/。

续表

变量类型	变量名称		变量定义	变量类型	均值	样本数（人）
解释变量	area	所在地区 （以西部为参照）	东部地区（east）	Q	0.24	620
			中部地区（midd）		0.42	1070
			西部地区（west）		0.00	868

注：表中变量类型 C 代表连续型变量，D 代表二分类变量，Q 代表多分类变量。

综合考虑被解释变量和解释变量的类型，研究选择采用 Linear 回归模型分析影响参合农民疾病（重大疾病）对其经济福利状况的影响。该模型最简单的形式为双变量线性回归模型，又可以称作一元线性回归模型，主要用于分析两个变量之间的相关关系，具体形式如下：

$$Y = \alpha_0 + \alpha_1 x + \varepsilon \tag{4-1}$$

其中，α_0 为常数项，α_1 为系数参数，ε 为随机干扰项。

但是，双变量线性回归模型仅考虑了一个被解释变量和一个解释变量之间的相互关系，而在现实生活中，影响被解释变量 Y 的因素通常有多个，比如影响参合农民个人全年经济收入的因素，除了性别、年龄、婚姻状况等，身体健康状况、心理健康状况等因素也会对其产生影响。因此，为了更好地解释被解释变量 Y 的变异程度，研究需要在解释变量中增加更多因素，进而形成一个更为实用的多元线性回归模型。具体形式如下：

$$Y = \alpha_0 + \alpha_1 x_1 + \alpha_2 x_2 + \cdots + \alpha_k x_k + \varepsilon \tag{4-2}$$

其中，α_0 为常数项，α_1 为 x_1 的系数参数，α_2 为 x_2 的系数参数，α_k 为 x_k 的系数参数，ε 为随机干扰项，服从均数为 0 的正态分布。对于 Linear 回归模型参数的估计，主要采用普通最小二乘法（ordinary least square，OLS）进行拟合，以保证各个实测点与回归直线之间的纵向距离的平方和最小（张文彤，2002）。拟合模型如下：

$$\hat{Y} = \alpha_0 + \alpha_1 x_1 + \alpha_2 x_2 + \cdots + \alpha_k x_k \tag{4-3}$$

式中，$\hat{Y}$ 即为被解释变量 Y 的估计值，偏回归系数 α_k 表示在其他解释变量不变的情况下，x_k 每变动一个单位，Y 的平均变化量。根据 Gauss-Mrrkov 定理可知，最小二乘估计值应是具有最小方差的线性无偏估计值，线性回归应满足如下假设：一是线性趋势假设；二是独立性假设；三是变量间不存在完全共线性假设；四是零均值假设；五是同方差假设。

三、结果分析

1.疾病（重大疾病）影响个人全年经济收入的回归结果

因为变量中大部分为分类变量，所以研究先以参合农民的个人全年经济收入、个人职业/劳动收入、家庭全年经济收入和年龄变量为矩阵变量，并以关键分类变量住院情况，即疾病（重大疾病）的代理变量，为标记绘制散点图。由图 4-1 可见，虽然存在个别异常点，但从样本整体情况看，变量的线性趋势明显，适合做多元线性回归。因此研究先后以参合农民个人全年经济收入和家庭全年经济收入为被解释变量，以年龄、性别、婚姻状况及住院情况等变量为解释变量拟合多元线性回归模型。研究采用 SPSS 20.0 软件对疾病（重大疾病）影响参合患者个人全年经济收入的过程进行了分析。

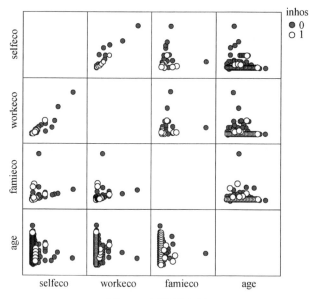

图 4-1　矩阵散点图

　　表 4-2 汇报了拟合模型的拟合优度情况。在参合农民全年个人经济收入的拟合模型中，相关系数 R 为 0.705，决定系数 R^2 为 0.497，校正后的决定系数为 0.490。结果表明，相对于估计值 $\hat{Y}$，拟合的回归方程式能减少 49.7% 的预测误差。另外，表 4-2 模型汇总最右侧 Durbin-Watson 统计量的取值为 1.812，取值在 2 附近，说明残差之间没有显著地相关性。再由表 4-3 呈现的方差分析结果可见，回归模型的自由度为 32.304，P 值为 0.000，即当前回归模型具有统计学意义，可以进行下一步的分析。

表 4-2　模型汇总 [a]

模型	R	R^2	调整 R^2	标准估计的误差	Durbin-Watson
1	0.705[b]	0.497	0.490	0.224 20	1.812

a. 因变量：selfeco。

b. 预测变量：（常量），inhos，marri，reli，sex，age，area，heatth，edu。

表 4-3　方差分析表

模型		平方和	v	均方	F	P
1	回归	129 962 911 943.100	8	16 245 363 992.888	32.304	0.000[a]
	残差	1 281 877 732 715.151	2549	502 894 363.560		
	总计	1 411 840 644 658.252	2557			

a. 同表 4-2。

　　表 4-4 汇报了住院情况影响参合农民个人全年经济收入的回归结果，呈现了包含常数项在内的所有非标准化系数，此外还有标准系数结果。其中，非标准化系数结果反映了解释变量对被解释变量的影响程度，而标准系数结果则反映了解释变量对被解释变量的重要程度。

表 4-4　住院情况影响个人全年经济收入的回归结果

模型	非标准化系数		标准系数	t	P	B 的 95.0%置信区间	
	B	标准误差				下限	上限
（常量）	15 637.927***	3579.742		4.368	0.000	8618.428	22 657.426
area	-2651.021***	602.197	-0.085	-4.402	0.000	-3831.867	-1470.175
sex	6209.771***	930.887	0.132	6.671	0.000	4384.400	8035.142
age	-172.715***	35.234	-0.111	-4.902	0.000	-241.806	-103.625
marri	1738.830	1216.751	0.027	1.429	0.153	-647.091	4124.752
reli	-1356.975	1359.887	-0.019	-0.998	0.318	-4023.570	1309.620
edu	3412.001***	562.973	0.138	6.061	0.000	2308.069	4515.933
health	822.423**	400.299	0.042	2.055	0.040	37.478	1607.367
inhos	-710.327*	1300.643	-0.031	-0.546	0.085	-3260.752	1840.098

***表示 $P<0.01$，**表示 $P<0.05$，*表示 $P<0.1$。

由此可见，关键解释变量住院情况（inhos）的 $P=0.085<0.1$，即住院情况变量在 10% 的水平上对被解释变量个人全年经济收入有显著影响。由住院情况变量的非标准化系数值（-710.327）可知，过去 12 个月有过住院经历的参合农民其个人全年经济收入明显少于没有住院经历的参合农民，即疾病（重大疾病）对参合农民的个人全年经济收入有明显影响，标准系数值（-0.031）同时呈现了住院情况变量对参合农民个人全年经济收入影响的重要程度。另外，解释变量健康状况的 $P=0.040<0.05$，同时显现出参合患者的健康状况对其个人全年经济收入具有明显的正向影响，即随着个人健康状况的转好，个人经济收入水平也会提高。但从各个解释变量影响的重要程度看，健康对经济收入的影响要小于地区、性别及年龄等因素对经济收入的影响。

再看其他自变量对参合农民个人全年经济收入的影响，其中，婚姻状况、宗教信仰对个人全年经济收入的影响不显著，P 值分别为 0.153（>0.1）和 0.318（>0.1），而地区、性别、年龄和教育变量对个人全年经济收入均在 1%的水平上有显著影响，即这些变量变化能够显著地影响个人全年经济收入的变化。具体来说，地区和年龄变量对参合农民个人全年经济收入的影响为负值，分别表示：①相对于东部地区，中部地区和西部地区参合患者的经济收入明显减少；②随着参合农民年龄的增加，其个人全年经济收入也会随之减少，但减少的程度有限，这主要与参合农民主要从事务农工作有直接关系。另外，性别和教育变量对参合农民个人全年经济收入的影响为正值，分别表示：①男性相对于女性，经济收入水平明显增加；②随着教育水平的提高，参合农民个人经济收入水平也随之增加。

2.疾病（重大疾病）影响家庭全年经济收入的回归结果

表 4-5 汇报了拟合模型的拟合优度情况。在参合农民全年家庭经济收入的拟合模型中，相关系数 R 为 0.489，决定系数 R^2 为 0.239，校正后的决定系数为 0.236。结果表明，相对于估计值 $\hat{y}$，拟合的回归方程式能减少23.9%的预测误差。另外，表 4-5 模型汇总最右侧 Durbin-Watson 统计量的取值为 1.939，取值在 2 附近，说明残差之间没有显著的相关性。再由表 4-6 呈现的方差分析结果可见，回归模型的自由度为 11.756，P 值为 0.000，即当前

回归模型具有统计学意义，可以进行下一步的分析。

表 4-5 模型汇总 [a]

模型	R	R^2	调整 R^2	标准估计的误差	Durbin-Watson
1	0.489[b]	0.239	0.236	0.754 88	1.939

a. 因变量：famieco。

b. 预测变量：（常量），inhos，marri，reli，sex，age，area，health，edu。

表 4-6 方差分析表

模型		平方和	v	均方	F	P
1	回归	535 925 251 738.715	8	66 990 656 467.339	11.756	0.000[a]
	残差	14 525 575 550 486.184	2549	5 698 538 858.567		
	总计	15 061 500 802 224.898	2557			

a.同表 4-5。

表 4-7 汇报了住院情况影响参合农民家庭全年经济收入的回归结果。明显可见，关键解释变量住院情况（inhos）的 $P=0.079<0.1$，即住院情况变量在 10% 的水平上对被解释变量家庭全年经济收入有显著影响。由住院情况变量的非标准化系数值（−5879.628）可知，过去 12 个月有过住院经历的参合农民家庭全年经济收入明显少于没有住院经历的参合农民，即疾病（重大疾病）对参合农民的家庭全年经济收入有明显影响，标准系数值（−0.027）同时呈现了住院情况变量对参合农民家庭全年经济收入影响的重要程度。另外，解释变量健康状况的 $P=0.002<0.05$，同时显现出参合患者的健康状况对其家庭全年经济收入具有明显的正向影响，即随着个人健康状况的转好，家庭经济收入水平也会提高。但从各个解释变量影响的重要程度看，参合农民健康状况对家庭经济收入的影响大于地区、性别及住院状况等因素对家庭经济收入影响，显见个人健康对家庭经济影响的重要程度。

表 4-7 疾病（重大疾病）影响家庭全年经济收入的回归结果

模型	非标准化系数		标准系数	t	P	B 的 95.0%置信区间	
	B	标准误差				下限	上限
常量	25 278.264	12 050.225		2.098	0.036	1649.038	48 907.491
area	−5498.669	2027.133	−0.054	−2.713	0.007	−9473.663	−1523.674
sex	−7197.421	3133.576	−0.047	−2.297	0.022	−13 342.033	−1052.808
age	−108.726	118.607	−0.021	−0.917	0.359	−341.301	123.849
marri	−149.910	4095.860	−0.001	−0.037	0.971	−8181.463	7881.642
reli	−2616.078	4577.687	−0.011	−0.571	0.568	−11 592.443	6360.286
edu	11 226.453	1895.096	0.139	5.924	0.000	7510.368	14 942.538
health	4207.939	1347.498	0.065	3.123	0.002	1565.637	6850.240
inhos	−5879.628	4378.261	−0.027	1.343	0.079	−2705.682	14 464.937

　　再看其他自变量对参合农民家庭全年经济收入的影响，其中，参合患者的年龄、婚姻状况、宗教信仰对家庭全年经济收入的影响不显著，P 值分别为 0.359（＞0.1）、0.971（＞0.1）、0.568（＞0.1），而参合患者所在地区、性别和教育状况变量对家庭全年经济收入均在不超过 10%的水平上有显著影响，即这些变量变化能够显著地影响家庭全年经济收入的变化。具体来说，地区和性别变量对参合农民家庭全年经济收入的影响为负值，分别表示：①相对于东部地区，中部地区和西部地区参合农民患病对家庭经济的影响更为明显，并会明显下降；②相对于女性，男性参合农民患病会显著减少家庭全年经济收入水平。这与农村地区的实际情况相符，一般来说，男性都是家庭的主要劳动力，因而其患病对家庭经济的收入影响更大。另外，教育变量对参合农民家庭全年经济收入的影响为正向作用，即随着参合农民教育水平的提高，参合农民的家庭经济收入水平也随之提高。

第二节　疾病（重大疾病）影响参合农民就业状况的实证分析

一、分析框架

　　从上述分析可知，疾病（重大疾病）会显著影响参合患者本人及家庭的经济收入水平，但是，这些经济损失都是参合农民患病后短时间内的经济损失。而研究在实地调研中发现，参合农民一旦罹患肿瘤等重症疾病，或者尿毒症、慢性肝炎等慢性病，基本等同于丧失了劳动能力，仅能从事一些简单家务劳动。即使后期身体恢复较好的患者，其劳动能力和工作效率也会明显降低。本研究认为，疾病（重大疾病）对参合患者经济福利状况的影响，不仅是显著的，而且可能是长期的。对于以种田和体力谋生的农村居民来说，这种影响尤为明显。为证实上述研究假设，本研究期望通过拟合回归模型，进一步分析参合患者患病对其就业和劳动能力的影响。

　　本研究以"个人全年职业/劳动收入"变量作为个人劳动能力的代理变量，通过这一变量考察参合患者劳动能力的强弱。这个过程实质分为两个阶段，一是参合患者愈后是否选择就业；二是就业后的个人职业或者劳动收入有多少。但需要注意的是，参合患者患病后是否选择就业存在明显的主观意志，即有些个体患病后虽然痊愈，但可能主观不想找工作或者一直没有合适的就业机会，导致其患病后的职业或者劳动收入为 0。而我们并不清楚哪些未就业的参合农民是主动失业的，以致样本存在明显的自选择（self selection）问题，如果直接使用 OLS 进行回归可能造成明显的样本选择偏差，因此研究应用样本选择模型进行回归分析。

二、模型设定与变量选择

根据 Heckman（1979）提出的"两步估计法"可知，回归模型 $y_i = x_i' \beta + u_i$（i=1, 2, …, n）的被解释变量 y_i 能否被观测主要取决于二分变量 z_i（0 或 1）能否被观测到，即当 z_i=1 时，被解释变量 y_i 具备观测值；而当 z_i=0 时，被解释变量 y_i 则不具备观测值。表示为具体公式，如下：

$$z_i^* = w_i' \alpha + \varepsilon_i \tag{4-4}$$

若 $z_i^* \leqslant 0$，则 z_i=0；若 $z_i^* > 0$，则 z_i=1。

$$y_i^* = x_i' \beta + u_i \tag{4-5}$$

若 z_i=1，则 y_i=y_i^*；若 z_i=0，则 y_i 没有观测值。

式（4-4）中，z_i^* 是不可观测的潜变量，如果 ε_i 是服从均值为 0、方差为 δ_ε^2 的正态分布，那么 z_i 即为 Probit 模型，故 $P(z_i = 1 | w_i) = \phi(w_i' \alpha)$。能够观测到的 y_i 其条件期望为

$$\begin{aligned} E(y_i | \text{能观测到的 } y_i) &= E(y_i | z_i^* > 0) = E(x_i' \beta + u_i | w_i' \alpha + \varepsilon_i > 0) \\ &= E(x_i' \beta + u_i | \varepsilon_i > -w_i' \alpha) = x_i' \beta + E(u_i | \varepsilon_i > -w_i' \alpha) \\ &= x_i' \beta + \rho \delta_u \lambda(-w_i' \alpha) \end{aligned} \tag{4-6}$$

其中，$E(u_i)=E(\varepsilon_i)=0$。显然，如果直接使用 OLS 估计样本数据的话，将遗漏非线性项 $\rho \delta_u \lambda(-w_i' \alpha)$。进一步考察解释变量 x_i 变动的边际效应可知

$$\frac{\partial E(y_i | z_i^* > 0)}{\partial x_i} = \beta + \rho \delta_u \frac{\partial \lambda(-w_i' \alpha)}{\partial x_i} \tag{4-7}$$

其中，右边第一项为 x_i 对 y_i 的直接影响，而第二项则是通过改变个体被选入样本的可能性而产生的间接影响（即为选择性偏差）。此时，如果知道 α，就会知道 λ（$-w_i' \alpha$），进而得到回归方程。总的来说，两步估计法因为操作简便，且不依赖于正态性假设在学界得到了广泛应用（陈强，2010）。

三、结果分析

本研究借助 Heckman 两步估计法分析疾病（重大疾病）对参合农民就业和劳动能力的影响，结果详见表 4-8。由表 4-8 中内容可知，wald 检验统计值为 152.43，联合回归结果通过了显著性检验。整个估计过程实际包含两个阶段：第一阶段是关于参合农民是否就业这一决策的 Probit 回归，2558 个观测值全部进入回归；第二阶段是关于参合农民个人全年劳动收入水平的 OLS 回归，共有 2012 个观测值进入回归。另外，由表 4-8 提供的 Mills-lambda 值（0.252）可以看出，在参合农民个人全年劳动收入的决定中存在明显的选择性偏差，使用 Heckman 两步估计法是合理的。

表 4-8　**Heckman 样本选择模型回归结果**

	Corf.	Std. Err.	t	P>|t|	[95% Conf. Interval]	
Workeco	OLS　regression					
area	−2011.765	1354.772	−1.48	0.138	−4667.069	643.54
sex	8851.434	2866.381	3.09	0.002***	3233.431	14 469.44
age	−323.968 3	117.115 7	−2.77	0.006***	−553.510 8	−94.425 8
marri	6428.456	4026.285	1.60	0.110	−1462.918	14 319.83
reli	−1974.766	1704.757	−1.16	0.247	−5316.029	1366.497
edu	3617.769	682.086 9	5.30	0.000**	2280.903	4954.635
health	1424.827	560.702 9	2.54	0.011**	325.869 1	2523.784
inhos	−905.630 8	2369.973	−0.38	0.072*	−5550.693	3739.432
_cons	10 010	7478.607	1.34	0.181	−4647.802	24 667.8
Working	Probit　regression					
area	0.207 446 4	0.039 942	5.19	0.000***	0.129 161 5	0.285 731 3
sex	0.486 924	0.063 063	7.72	0.000***	0.363 322 8	0.610 525 1
age	−0.018 787 1	0.002 3	−8.17	0.000***	−0.023 294 9	−0.014 279 2
marri	0.569 879 5	0.074 925 4	7.61	0.000***	0.423 028 4	0.716 730 7
reli	−0.110 703 5	0.092 575 3	−1.20	0.232	−0.292 147 6	0.070 740 7
edu	−0.031 679 8	0.0371 648	−0.85	0.394	−0.104 521 4	0.041 161 8
health	0.053 271 8	0.026 772	1.99	0.047**	0.000 799 6	0.105 743 9
inhos	−0.274 557 1	0.080 061 4	−3.43	0.001***	−0.431 474 5	−0.117 639 6
_cons	0.755 836 1	0.235 768 2	3.21	0.001***	0.293 738 9	1.217 933
Mills-lambda	16 278.3	14 205.4	1.15	0.252	−11 563.77	44 120.37
Rho	0.660 58					
Sigma	24 642.379					
Number of obs	2558					
Censored obs	546					
Uncensored obs	2012					
Wald chi2（8）	152.43					
Prob>chi2	0.000 0					

*表示 P<0.1，**表示 P<0.05，***表示 P<0.01。

由表 4-8 中第一阶段的回归结果可知，疾病（重大疾病）变量对参合农民的就业选择有显著影响，参合农民是否住院变量的 $P=0.001<0.01$，即变量在 1% 的水平上显著。这一结果与我们的实地调研结果相符，对于患病尤其是患肿瘤等重症疾病的患者来说，疾病会明显影响参合患者的劳动能力和工作效率，即便愈后也很少有患者能再从事务农或者其他重体力劳动。而且这种影响是长期的，会使参合患者的身体功能和劳动能力长期处于弱势地位，从而影响他们的就业机会和就业概率。另外，住院情况变量的回归系数为负值亦说明住院相对于不住院来说，会显著降低参合农民的就业概率。而对于其他控制变量来说，地区、性别、年龄、婚姻状况和健康状况等变量对参合农民的就业选择至少在 5% 的水平上显著，而宗教信仰和教育状况变量对参合农民的就业选择则不显著。因为研究中参合农民的就业选择包含务农，所以教育状况变量对参合农民的就业选择不显著结果是符合实际情况的。从影响的方向上看，地区、性别、婚姻状况和健康状况变量对参合农民就业选择具有正向作用，而年龄变量则对其具有负向影响。

那么，疾病（重大疾病）对就业参合农民全年劳动收入水平是否有影响呢？由第二阶段的 OLS 回归结果可见，住院情况变量的 $P=0.072<0.1$，即住院情况变量在 10% 的水平上对参合农民的劳动收入有显著影响，且这种影响是负向的。再从影响参合农民劳动收入的其他因素的估计值看，这一阶段，性别、年龄、教育水平和健康状况变量均对参合农民的劳动收入水平有显著影响。其中，性别变量的 $P=0.002<0.01$，即参合农民的性别对其劳动收入有显著影响，偏回归系数为正值说明男性参合农民的收入明显高于女性。在农村，大部分男性都是家中的主要劳动力，女性一般居家操持家务或者在附近乡镇从事简单的工作，工资收入水平显著低于男性，符合农村实际情况。年龄变量的 $P=0.006<0.01$，即参合农民的年龄对其劳动收入有显著影响，偏回归系数为负值说明年龄越大，参合农民的收入水平相对越低。教育状况变量的 $P=0.000<0.01$，表明该变量在 1% 的水平上对参合农民的劳动收入有显著影响。教育状况变量的偏回归系数为正值，说明其对参合农民劳动收入具有正向作用，教育水平越高，则参合农民的劳动收入水平越高。健康状况变量的 $P=0.011<0.05$，即健康状况变量在 5% 的水平上对参合农民的劳动收入具有显著影响。另外，由健康状况的偏回归系数值可知，参合农民的健康改善对其劳动收入具有明显的正向作用。

但是，相比第一阶段的回归结果可以看出，地区和婚姻状况变量对被解释变量的影响由显著变为不显著。对于地区变量来说，东部地区农村经济收入多元化趋势明显，这与该地区农村地区拆迁和土地出租有直接关系，而中部地区和西部地区农村居民的情况正好相反，经济收入获取渠道单一，所以参合农民为了生存更多地需要积极主动地就业（包括种田）。但对于就业的农民来说，主要工作方式即种田或者打工，而且很多中部和西部地区农村居民流向东部地区，所以地区变量在劳动收入水平上缺乏显著性也是可以理解的。另外，对于婚姻状况变量来说，因为已婚的参合农民生活压力大于未婚的，所以其选择就业的概率就比未婚的大，但对于就业的参合农民来说，如果其本身没有突出的教育或者体力优势，工资水平可能相当，因此婚姻状况对被解释变量的显著性也由显著变为不显著。然而，相比第一阶段，教育状况变量对参合农民劳动收入的显著性由不显著变为显著。这一变化也是可以理解的。因为种田也是参合农民的一种就业选择，所以就业本身对参合农民教育状况的要求不高。但如果想获得更高的收入，很大程度上需要参合农民具有较高的学历水平，因而第二阶段教育水平对参合农民劳动收入的影响由不显著变为显著。

第三节　疾病（重大疾病）影响参合农民健康状况的实证分析

一、分析框架

健康作为一种重要的人力资本，对人的发展的重要影响已经得到了学者的普遍认可（森，2002）。国民健康状况一直被作为衡量其所在国家或地区社会经济发展水平的重要指标之一。大量研究证实，健康通过影响患者的劳动能力、工作效率、受教育水平等影响其获得经济收入的能力（Mushkin，1962；Sickles，1998；Grossman，1972、1996；刘国恩等，2004）。因此，健康一旦受损，不仅会影响患者的身体健康状况，还可能影响患者的受教育能力、劳动能力及工作机会等。这对我们的研究对象——主要凭借种田和体力谋生的参合居民的冲击则更为明显。

由前述可知，评价参合农民重大疾病保障水平不应简单从经济视角出发，应综合考虑经济角度和非经济角度福利评价。疾病（重大疾病）对参合农民健康的影响是必然的，但是经过治疗，参合患者的身体健康状况是否会恢复到患病前，是否还会对当前的健康状况有影响呢？屡见报端的"剖胸验肺"、"锯腿保命"、"刻章救妻"等极端案例，虽然直观看是沉重的经济负担迫使这些患者及其家人选择极端的手段拯救患者，但隐含其中的还有患者及其家人在患者疾病救治过程中受到的间接的或者来自外界的伤害，致使他们放弃通过正规手段解决问题，而是寻求极端的方式与命运抗争、与社会抗争。这种间接的伤害可能是就诊过程中对医院、医生服务态度的不满意，对医生医疗技术水平的不信任，也有可能是由亲朋关系的疏远导致的强烈无助感等，由此给参合患者造成极大的心理压力。可见，研究参合农民重大疾病保障问题，还应关注参合农民在得到必要的医疗服务和经济补偿后的生理和心理健康状况。

因此，本研究继续利用 2013 年的 CGSS 数据分析疾病（重大疾病）对参合农民健康福利状况的影响。在具体指标的筛选上，研究以入户对象的自评健康状况作为参合农民身体健康状况的代理变量，以入户对象在过去四周内心中感到沮丧和抑郁的频繁程度作为参合农民心理健康状况的代理变量，并仍以入户对象"是否住院"变量作为参合农民患重大疾病的代理变量对被解释变量做回归分析。关于新引入被解释变量名称和内容的定义详见表4-9，其中，身体健康状况变量样本数为 2558，均值为 2.79，说明样本对象的整体健康状况处于平均水平偏左，由具体的样本数也可见，身体健康状况一般的样本人数最多。心理健康状况变量的样本数也为 2558，均值为 1.32，同样处于平均水平偏左，但因为该变量为反向变量，所以参合农民整体的心理健康状况好于一般水平，大多数样本都是很少或有时感到心情沮丧或抑郁。

表 4-9　参合农民健康状况变量的定义和统计描述

变量类型	变量名称	变量定义	均值	样本数
被解释变量 1	health	身体健康状况		
		差=1		334
		一般=2		896
		好=3	2.79	521
		很好=4		582
		非常好=5		225
被解释变量 2	mood	心理健康状况（反向变量）		
		从没有过=0		674
		很少=1		721
		有时=2	1.32	865
		经常=3		258
		非常频繁=4		40

二、模型设定与变量选择

考虑到被解释变量身体健康状况和心理健康状况的代理变量均为多分类有序的离散变量，因此研究采用 Ordered Logit 回归模型考察疾病（重大疾病）对参合农民健康福利状况的影响及作用程度。该模型的具体表达式如下：

$$Y_i = \sum_{k=1}^{K} \beta_k X_{ik} + \varepsilon_i \tag{4-8}$$

其中，Y_i 为健康状况的代理变量，是关于 K 个解释变量的线性函数，对于某个个人 i 来说的第 K 个变量则可以表示为 X_{ik}，β_k 为第 K 个变量的相关系数，如果 $\beta_k>0$，那么某个单独个人的第 k 个因素取值的增加会导致他健康状况的改善，反之 $\beta_k<0$ 则会导致健康状况的恶化。ε_i 为服从 Logistic 分布的误差项，代表被模型忽略的、但对被解释变量有影响的其他因素的和。

尽管式（4-8）能够描述参合农民的健康状况，但是 Y_i 取值的真实情况很难被直接观察到；因此它实际是一个潜在回归，按照当前情况看是无法明确估计的。对于我们能够了解到的参合农民健康状况变量 D_i，其分类实际内在地基于前述潜在变量 Y_i 及其临界值 α_i（cutoff point）（i=1，2，3，4）（$\alpha_1<\alpha_2<\alpha_3<\alpha_4$），如

$$y = \begin{cases} 1, & Y_i \leqslant \alpha_1 \\ 2, & \alpha_1 < Y_i \leqslant \alpha_2 \\ 3, & \alpha_2 < Y_i \leqslant \alpha_3 \\ 4, & \alpha_3 < Y_i \leqslant \alpha_4 \\ 5, & Y_i > \alpha_4 \end{cases} \tag{4-9}$$

式（4-9）中的临界值 α_i（i=1，2，3，4）与式（4-8）中的 β_k 同为待估计的未知参数，一个人的健康状况归类主要取决于其健康状况取值 Y_i 是否跨过了某个临界值 α_i，如果取值跨过一个临界值 α_i，就可以获得与之前不同的取值，即 D_i 的取值取决于 Y_i 与临界值 α_i 之间的关系，如

$$\begin{cases} P(D_i=1|X)=P(Y_i\leqslant\alpha_1|X)=\varphi(\alpha_1-X\beta)\\ P(D_i=i|X)=P(\alpha_{i-1}<Y_i\leqslant\alpha_i|X)=\varphi(\alpha_i-X\beta)-\varphi(\alpha_{i-1}-X\beta)\\ P(D_i=5|X)=P(Y_i>\alpha_4|X)=1-\varphi(\alpha_4-X\beta) \end{cases} \quad (4\text{-}10)$$

其中，$\varphi(\cdot)$ 为 Logistic 分布函数，β 和 α_i 的取值一般可以采用极大似然估计方法进行估计。根据 Ordered Logit 模型的特点可知，系数 β 并不能直接说明被解释变量影响解释变量的程度大小，甚至 β 的符号也仅能说明该变量对最前一个和最后一个选择值的影响方向，但不能说明中间选择值的影响方向。因而需要通过计算各个变量的边际贡献值得到自变量对因变量的影响程度和影响方向。具体来说，某一变量的边际贡献值表示在其他变量取均值时，该变量变动 1 个单位对某项选择的概率影响。边际贡献值的计算表达式如下：

$$\begin{cases} \partial P_i/\partial X_m=-\beta_m\varphi(\alpha_1-X\beta)\\ \partial P_i/\partial X_m=\beta_m\varphi(\alpha_{i-1}-X\beta)-\beta_m\varphi(\alpha_i-X\beta)\\ \partial P_5/\partial X_m=\beta_m\varphi(\alpha_5-X\beta) \end{cases} \quad (4\text{-}11)$$

与 Ordered Logit 回归模型相似的还有 Ordered Probit 回归模型，二者最大的区别在于对误差项 ε_i 假定的分布存在差别，前者假定 ε_i 服从 Logistic 分布，而后者假定 ε_i 服从正态分布，对于二者哪种回归模式更优的问题，学界一直没有定论。正如 Green（2000）指出的"要在理论上证明一种而非另一种分布更为合理是很困难的事……在大部分应用中，它们看起来并没有什么区别"。

三、结果分析

1.疾病（重大疾病）影响参合患者身体健康的回归结果

该部分使用 stata 12.0 统计软件对样本数据进行 Ordered Logit 回归分析，表 4-10 汇报了以参合农民身体健康状况变量为被解释变量的参数估计结果。由回归结果可知，Log likelihood 统计量为-3677.541，LR 统计量为 360.01，显著性水平为 0.000 0，回归模型的拟合效果整体较好。但根据式（4-8）可知，表 4-10 给出的参数估计结果实质上是各个解释变量对被解释变量对应的潜变量的影响。其中，地区、性别、年龄、教育和住院状况变量对参合农民的身体健康状况具有显著影响，相应的 β 估计值至少在 5%水平上显著异于 0。而婚姻状况和宗教信仰变量对参合农民身体健康状况的影响则不显著。由马斯洛的需求层次理论可知，健康和医疗需求是人们生存的基本需求，无论是否结婚或者是否信仰宗教，参合农民一定都会关心自己的健康，所以此处上述两个变量的显著性不明显是可以理解的。

表 4-10　疾病影响参合患者身体健康的 Ordered Logit 回归结果

health	Coef.	Std.Err.	z	P>z	[95% Conf. Interval]	
area	-0.223 8***	0.049 0	-4.56	0.000	-0.319 9	-0.127 7
sex	0.413 4***	0.074 7	5.54	0.000	0.267 0	0.559 8
age	-0.029 5***	0.002 9	-10.30	0.000	-0.035 1	-0.023 9
marri	-0.005 6	0.099 0	-0.06	0.955	-0.199 6	0.188 4

health	Coef.	Std.Err.	z	P>z	[95% Conf. Interval]	
reli	−0.161 7	0.110 4	−1.47	0.143	−0.378 1	0.054 6
edu	0.109 0 **	0.045 2	2.41	0.016	0.020 5	0.197 5
inhos	−0.960 4 ***	0.107 8	−8.90	0.000	−1.171 7	−0.749 0
/cut1	−4.022 3	0.272 5			−4.556 3	−3.488 2
/cut2	−2.023 6	0.264 3			−2.541 7	−1.505 6
/cut3	−1.093 1	0.262 4			−1.607 3	−0.578 8
/cut4	0.562 8	0.264 4			0.044 6	1.081 1
Number of obs	2558					
LR chi2（7）	360.01					
Prob＞chi2	0.000 0					
Pseudo R2	0.046 7					
Log likelihood	−367 7.541					

***表示 $P<0.01$，**表示 $P<0.05$。

为进一步分析各个解释变量对被解释变量不同选择值的影响程度和影响大小，研究依据式（4-11）分别计算了各个变量的边际贡献值，结果详见表4-11。具体来说：

第一，住院情况变量对参合农民身体健康状况的不同选择值均在 1%水平上有显著影响。从影响方向上看，该变量对参合农民身体健康状况在差（$Y_1=1$）和一般（$Y_1=2$）时具有显著的正向影响，而对身体健康在好（$Y_1=3$）、较好（$Y_1=4$）和非常好（$Y_1=5$）时则具有显著的负向影响。即在 $Y_1=1$ 时，住院的参合农民相比没有住院的参合农民身体健康状况更差的概率会增加 12.49%；而在 $Y_1=5$ 时，住院的参合农民相比没有住院的参合农民身体健康状况更好的概率降低 5.02%。可见，住院情况对参合农民身体健康状况的影响程度在所有变量中都是最大的，$Y_1=2$，3，4 时，住院情况变量的影响程度则分别为 10.63%、6.19%、11.92%。即疾病（重大疾病）对参合农民身体健康具有显著影响。回归结果符合研究预期。

表 4-11　解释变量对各选择值的边际贡献

health	$Y_1=1$		$Y_1=2$		$Y_1=3$		$Y_1=4$		$Y_1=5$	
	dy/dx	Std.Err.	dy/dx	Std.Err.	dy/dx	Std.Err.	dy/dx	Std.Err.	dy/dx	Std.Err.
sex	−0.041 1 ***	0.007 5	−0.061 7***	0.011 3	0.016 4***	0.003 3	0.057 6***	0.010 5	0.028 8***	0.005 5
age	0.003 0 ***	0.000 3	0.004 4***	0.000 5	−0.001 2***	0.000 2	−0.004 1***	0.000 4	−0.002 0***	0.000 2
marri	0.000 6	0.009 9	0.000 8	0.014 8	−0.000 2	0.004 1	−0.000 8	0.013 8	−0.000 4	0.006 8
reli	0.015 5	0.010 1	0.024 8	0.017 3	−0.005 8**	0.003 3	−0.022 8	0.015 7	−0.011 7	0.008 4
edu	−0.010 9**	0.004 5	−0.016 3**	0.006 8	0.004 5**	0.001 9	0.015 2**	0.006 3	0.007 5**	0.003 1
inhos	0.124 9***	0.017 6	0.106 3***	0.009 0	−0.061 9***	0.009 2	−0.119 2***	0.011 8	−0.050 2***	0.005 1
area	0.022 4***	0.005 0	0.033 5***	0.007 5	−0.009 3***	0.002 2	−0.031 2***	0.006 9	−0.015 4***	0.003 5

***表示 $P<0.01$，**表示 $P<0.05$。

第二，性别变量对参合农民身体健康状况的不同选择值均在1%的水平上有显著影响。从影响方向上看，性别变量对参合农民身体健康状况在差（$Y_1=1$）和一般（$Y_1=2$）时具有显著的负向影响，而对身体健康在好（$Y_1=3$）、较好（$Y_1=4$）和非常好（$Y_1=5$）时则具有显著的正向影响。即在 $Y_1=1$ 时，男性比女性身体健康状况更差的概率增加4.11%；而在 $Y_1=5$ 时，女性比男性身体健康状况更好的概率增加2.88%。在农村，男性一般从事重体力劳动，生病概率和疾病的严重程度一般高于女性，所以在身体健康状况较差和一般的两类人群中，男性的比例大于女性。相反，女性的身体健康状况会好于男性，所以在 $Y_1=3$，4，5 的时候，女生身体健康的比例更大。

第三，年龄变量对参合农民身体健康状况的不同选择值均在1%的水平上有显著影响。从影响方向上看，年龄变量对参合农民身体健康状况在差（$Y_1=1$）和一般（$Y_1=2$）时具有显著的正向影响，而对身体健康在好（$Y_1=3$）、较好（$Y_1=4$）和非常好（$Y_1=5$）时则具有显著的负向影响，这一结果与性别变量的结果正好相反。即在 $Y_1=1$ 时，变量在均值时每增加1岁，则参合农民身体健康变差的概率提高0.3%；而在 $Y_1=5$ 时，变量在均值时每增加1岁，则参合农民身体健康变差的概率提高0.2%。医疗服务利用率最高的两类人群即儿童和老年人，但因为儿童缺乏独立的思考能力，样本对象大多是具有独立民事行为能力的个体，所以年龄越大身体健康状况越差，统计回归结果符合预期。

第四，宗教信仰变量对参合农民身体健康状况的影响仅在 $Y_1=3$ 时，在5%的水平上有显著影响。从影响方向上看，宗教信仰对参合农民的身体健康状况具有明显的正向影响①，即在 $Y_1=3$ 时，信仰宗教的参合农民比不信仰宗教的参合农民身体健康状况好的概率增加0.58%。可见，虽然宗教信仰对身体健康状况好的参合农民有一定的边际影响，但影响的幅度有限。对于身体健康状况相对更差或者更好的参合农民来说，宗教信仰都不具有显著效果。

第五，教育状况变量对参合农民身体健康状况的不同选择值均在5%的水平上有显著影响。从影响方向上看，教育状况变量对参合农民身体健康状况在差（$Y_1=1$）和一般（$Y_1=2$）时具有显著的负向影响，而对身体健康在好（$Y_1=3$）、较好（$Y_1=4$）和非常好（$Y_1=5$）时则具有显著的正向影响。即在 $Y_1=1$ 时，教育状况变量在均值时每增加1个等级，参合农民身体健康变差的概率提高1.09%；而在 $Y_1=5$ 时，变量在均值时每增加1个等级，参合农民身体健康变好的概率提高0.75%。之所以出现这种结果，很大程度因为在身体健康较差的群体里，教育水平高的人本身大多是从事脑力劳动，患病概率和精神压力更大，所以健康状况更差；而对于健康状况较好的群体，教育水平越高，经济条件相对越好，具备更充足提供优质生活的能力和注重自我保养，所以相对健康状况更好的概率更高。

第六，地区状况变量对参合农民身体健康状况的不同选择值均在1%的水平上有显著影响。从影响方向上看，地区状况变量对参合农民身体健康状况在差（$Y_1=1$）和一般（$Y_1=2$）时具有显著的正向影响，而对身体健康在好（$Y_1=3$）、较好（$Y_1=4$）和非常好（$Y_1=5$）时则具有显著的负向影响。即在 $Y_1=1$ 时，地区分布在均值位置时，参合农民所在位置向西多偏移1个单位，则参合农民身体健康状况变差的概率就会增加2.24%；而在 $Y_1=5$ 时，地区分布在均值位置时，参合农民所在位置向西多偏移1个单位，则参合农民身体健康状况变好的概率就会减少1.54%。这一结果与我国西部地区经济发展水平和医疗资源相对较少的地

---

① 变量设置时，不信仰宗教为1，信仰宗教为0。因此尽管该处边际影响的结果为负值，但实际产生的是正向影响。

方实际有关。

2.疾病（重大疾病）影响参合患者心理健康的回归结果

表4-12汇报了以参合农民心理健康状况变量为被解释变量的参数估计结果。由回归结果可知，Log likelihood统计量为-3464.846，LR统计量为86.39，显著性水平为0.000 0，回归模型的拟合效果整体较好。其中，地区、性别、婚姻状况和住院状况变量对参合农民的心理健康状况具有显著影响，相应的β估计值至少在5%水平上显著异于0。而年龄、教育状况和宗教信仰变量对参合农民心理健康状况的影响则不显著。

表4-12　疾病影响参合患者心理健康的 Ordered Logit 回归结果

mood	Coef.	Std.Err.	z	P>z	[95% Conf. Interval]	
area	0.125 7 **	0.048 9	2.57	0.010	0.029 8	0.221 6
sex	-0.324 8 ***	0.075 1	-4.32	0.000	-0.472 1	-0.177 6
age	0.004 6	0.002 8	1.62	0.105	-0.000 9	0.010 1
marri	-0.371 3 ***	0.099 6	-3.73	0.000	-0.566 5	-0.176 1
reli	-0.101 6	0.111 2	-0.91	0.361	-0.319 6	0.116 4
edu	-0.046 7	0.045 8	-1.02	0.307	-0.136 4	0.043 0
inhos	0.537 4 ***	0.104 9	5.13	0.000	0.331 9	0.742 9
/cut1	-1.094 1	0.265 1			-1.613 7	-0.574 6
/cut2	0.142 1	0.264 3			-0.376 0	0.660 1
/cut3	2.027 2	0.268 3			1.501 4	2.553 1
/cut4	4.162 4	0.305 8			3.563 0	4.761 8
Number of obs		2558				
LR chi2（7）		86.39				
Prob > chi2		0.000 0				
Pseudo R2		0.012 3				
Log likelihood		-3 464.846				

***表示$P<0.01$，**表示$P<0.05$。

为进一步分析各个解释变量对心理健康变量不同选择值的影响程度和影响大小，研究依据式（4-11）分别计算了各个变量的边际贡献值，结果详见表4-13，具体如下：

第一，住院情况变量对参合农民心理健康状况的不同选择值均在1%的水平上有显著影响。从影响方向上看，该变量对参合农民心理健康状况在差（$Y_1=1$）和一般（$Y_1=2$）时具有显著的正向影响，而对心理健康状况在好（$Y_1=3$）、较好（$Y_1=4$）和非常好（$Y_1=5$）时则具有显著的负向影响。即在$Y_1=1$时，住院的参合农民相比没有住院的参合农民心理健康状况更差的概率会增加9.31%；而在$Y_1=5$时，住院的参合农民相比没有住院的参合农民心理健康状况更好的概率降低0.95%。可见，疾病（重大疾病）对参合农民的心理健康具有显著影响。

表 4-13　解释变量对心理健康变量各选择值的边际贡献

mood	$Y_2=1$		$Y_2=2$		$Y_2=3$		$Y_2=4$		$Y_2=5$	
	dy/dx	Std.Err.	dy/dx	Std.Err.	dy/dx	Std.Err.	dy/dx	Std.Err.	dy/dx	Std.Err.
sex	0.062 5***	0.014 5	0.017 8***	0.004 3	−0.048 1***	0.011 2	−0.027 5***	0.006 4	−0.004 7***	0.001 3
age	−0.000 9	0.000 5	−0.000 3	0.000 2	0.000 7	0.000 4	0.000 4	0.000 2	0.000 1	0.000 0
marri	0.066 6***	0.016 7	0.025 8***	0.008 3	−0.051 6***	0.012 9	−0.034 8***	0.010 3	−0.006 1***	0.002 1
reli	0.019 1	0.020 5	0.006 2	0.007 2	−0.014 8	0.016 0	−0.008 9	0.010 0	−0.001 5	0.001 8
edu	0.008 9	0.008 8	0.002 6	0.002 6	−0.006 9	0.006 8	−0.004 0	0.003 9	−0.000 7	0.000 7
inhos	−0.093 1***	0.016 3	−0.040 5***	0.009 9	0.071 3***	0.012 3	0.052 7***	0.011 9	0.009 5***	0.002 6
area	−0.024 1**	0.009 4	−0.007 1**	0.002 8	0.018 6**	0.007 3	0.010 7**	0.004 2	0.001 8**	0.000 8

***表示 $P<0.01$，**表示 $P<0.05$。

第二，性别变量对参合农民心理健康状况的不同选择值均在1%的水平上有显著影响。从影响方向上看，性别变量对参合农民心理健康状况在差（$Y_1=1$）和一般（$Y_1=2$）时具有显著的负向影响，而对心理健康在好（$Y_1=3$）、较好（$Y_1=4$）和非常好（$Y_1=5$）时则具有显著的正向影响。即在 $Y_1=1$ 时，男性比女性心理健康状况更差的概率下降6.25%；而在 $Y_1=5$ 时，男性比女性心理健康状况更好的概率增加 0.47%。基于常识可知，男性的承压能力一般好于女性，所以心理健康状况较差的群体相比健康状况最好的群体，男女之间心理健康状况的差距更为明显。由此可见，心理压力在健康状况越差的群体中越为明显，因此也要求我们给予弱势群体更多的关注，避免发生冲击道德底线的现象。

第三，婚姻状况变量对参合农民心理健康状况的不同选择值均在1%的水平上有显著影响。从影响方向上看，婚姻状况变量对参合农民心理健康状况在差（$Y_1=1$）和一般（$Y_1=2$）时具有显著的负向影响，而对心理健康在好（$Y_1=3$）、较好（$Y_1=4$）和非常好（$Y_1=5$）时则具有显著的正向影响。即在 $Y_1=1$ 时，已婚参合农民比未婚参合农民的心理健康状况更差的概率下降6.66%；而在 $Y_1=5$ 时，已婚参合农民比未婚参合农民的心理健康状况更好的概率增加 0.61%。相比疾病对参合农民身体健康状况的边际影响分析结果可知，婚姻状况的显著性由不显著变为显著，可见，家庭和谐对参合农民的心理健康具有重要影响。

第四，地区状况变量对参合农民心理健康状况的不同选择值均在5%的水平上有显著影响。从影响方向上看，地区变量对参合农民心理健康状况差（$Y_1=1$）和一般（$Y_1=2$）时具有显著的正向影响，而对心理健康在好（$Y_1=3$）、较好（$Y_1=4$）和非常好（$Y_1=5$）时则具有显著的负向影响。即在 $Y_1=1$ 时，地区分布在均值位置时，参合农民所在位置向西多偏移1个单位，则参合农民心理健康状况变差的概率就会增加2.41%；而在 $Y_1=5$ 时，地区分布在均值位置时，参合农民所在位置向西多偏移1个单位，则参合农民心理健康状况变好的概率就会减少0.18%。

正如森（2002）指出的，单纯从经济或者伦理的角度进行评价都是不完善的。本章基于前文关于疾病福利损失概念的界定，先是分析了疾病（重大疾病）影响参合农民福利状况的作用和机制，而后在此基础上对疾病（重大疾病）影响参合农民经济福利状况、劳动和就业能力，以及健康福利状况的相关内容进行了分析和实证研究。通过分析可知，参合农民重大疾病保障影响参合农民疾病福利损失的途径主要有两方面，一是作用于需方，通过医疗费用补偿，减少参合农民经济福利损失，改善参合农民的经济福利状况；二是作用于医疗服务供方，通过支付制度调整等方式，提高参合农民的医疗服务水平和参合患者的非经济福利水平。可见，在经济发展和医疗资源的双重限制下，提高参合农民重大疾病保障水平应该同时考虑经济和非经济等多方面因素。

第五章　重大疾病保障水平测量指标
与模型的构建

2012 年 7 月 19 日，李克强总理在其主持召开的国务院深化医药卫生体制改革领导小组第十一次全体会议上明确指出"大病保障是衡量一个国家医疗保障水平的重要标准"。大病保障制度在减轻大病患者医疗费用负担和解决因病致贫、返贫问题上的重要作用日益凸显。正如 WHO 关于健康概念的界定，健康应分为生理健康、心理健康、道德健康、社会适应健康四个层次，并且后面的健康层次是以前面的健康层次为基础而发展的更高级的健康层次[①]。因而，疾病（重大疾病）对参合患者的影响亦不仅仅体现在疾病经济负担和身体健康状况上，还应包括对诸多非经济能力的影响上，比如劳动能力、教育状况、人际交往和服务感知等。实现"以促进社会的公平正义，增进人民福祉为出发点和落脚点"的目标[②]，需要我们重新思考民生制度设计的目标和宗旨，是否始终以实现这样的目标为核心。

正如森在《以自由论发展》一书指出的，单纯从经济或者伦理的角度对社会保障进行评价都是不完善的。福利经济学力图系统地阐述一些命题，根据这些命题我们可以对不同经济状况下的社会福利进行比较（黄有光，1991）。基于森的可行能力理论，研究认为，对参合农民重大疾病保障水平的评价也应从单纯的医疗费用补偿评价上扩展到对疾病影响的所有功能性活动的评价上，以充分体现该项制度在保障参合农民福利方面发挥的重要作用。重大疾病保障制度对参合患者的保障作用也是如此，虽然提供医疗费用补偿的直接目的是降低患者的疾病经济负担，但其作用却不止于此，它还会提高患者的心理满足程度、服务感知能力、人际交往状况等伦理道德方面的生活状况。因此，我们应该建立综合性的多指标评价体系来全面评估参合患者的重大疾病保障水平。

第一节　多维福利指数的构造

根据森的可行能力理论可知，社会福利应该等于个体福利的加总（森，1981）。而个体的福利状况，又是通过不同的功能性状况体现的。因此，评价个体的福利状况应该通过评价构成其的各个方面的功能性状况进行。本研究以 $N = \{1, 2, \cdots, n\} \subset \widetilde{N}$ 代表 N 个个体的集合，以 $D = \{2, 3, \cdots, d\} \subset N$ 代表 D 维的功能性向量集合，则 N 个个体组成的整体 A 的社会福利可以表示成 N 行 D 列的成就矩阵。其中，H 矩阵的第 n 行第 d 列的元素 h_{nd} 则代表第 n 个个体在第 d 个维度上的成就水平。计算整体 A 的社会福利水平的过程 F 实际就是一个

---

① 数据来源：世界卫生组织提出"健康"新概念. http://www.douban.com/note/85212479/，2010-8-12。
② 资料来源：党的十八届三中全会。

将社会福利矩阵或者个体成就集合 H 转换成为一个单一的、定量的、可比较的综合性指数的过程，表示如下：

$$F:H \Rightarrow R \tag{5-1}$$

其中，R 为实数集。若分别以 H^A 和 H^B 表示整体 A 和整体 B 的成就集合，那么整体 A 的社会福利指数小于整体 B 的社会福利指数的充分必要条件即为 $F(H^A) \leqslant F(H^B)$；相反，如果整体 A 的社会福利指数大于整体 B 的社会福利指数，那其充分必要条件则应该表示为 $F(H^A) \geqslant F(H^B)$。

计算过程总体上可以分为两个步骤：

第一步，是将 H 矩阵合成为一个代表 n 个个体综合福利水平的维间集合。如果用 Q（$Q:R_{++}^D \Rightarrow R_{++}$）表示该合成步骤，$Q$ 则代表将 H 矩阵从一个绝对正的 D 维欧式空间缩减到一个单维绝对正的欧式空间的过程。对于 H 矩阵的每个单独个体来说，Q 的过程都是相同的，因此 Q 又被称作个体合成方程（IAF）。为体现不同维度对社会福利指数的重要性，研究者多以权重值的大小差异来表示。但前提是，Q 必须具有分离可加的特性，即 $Q(h_n)=U[V_1(h_{n1})+V_2(h_{n2})+\cdots+V_d(h_{nd})]$。其中，参数 $V_d(h_{nd})$ 代表第 n 个个体在第 d 个维度的成就水平上的权重赋值。

第二步，采用某种合成方式将 n 个个体的福利水平进行加总，进而形成单一的、定量的、可比较的综合性指数。如果用 Λ 来表示具体的合成步骤，则 Λ 可以表示为 $R_{++}^N \Rightarrow R$，Λ 的过程实际是将 H 矩阵从一个绝对正的 N 维欧式空间缩减到一个绝对正的单维欧式空间的过程。这一过程我们常称为"标准合成方程"（SAAF）。

综合上述两个步骤，可以得到多维福利指数 $F(H_N)$ 计算过程的具体表达式，表示如下：

$$F(H_N) = \Lambda\left\{ U\left[\sum_{d=1}^{D}V_d(h_{1d})\right], U\left[\sum_{d=1}^{D}V_d(h_{2d})\right], \cdots, U\left[\sum_{d=1}^{D}V_d(h_{nd})\right] \right\} \tag{5-2}$$

综上所述，采用多维福利指数方程计算福利水平，还有两个重要问题需要思考：其一，指标的筛选依据。森（1997）指出，功能和能力的选择需要进行必要评估，以筛除掉相对不重要的、可以忽略的功能。任何成就只要根植于某人自己所过（或者能过）的生活，而不是出于其他目的，都应该说直接与某人的生活水平相关。因此，业内关于功能性活动的选择并无定论，应根据被研究对象的特点确定指标的选取。其二，指标的聚合路径。这里主要涉及两方面问题，一方面是评价指标体系中的指标应赋予什么样的权重；另一方面是这些指标采取什么样的路径或者结构进行聚合，以形成单一的、定量的、可比较的综合评价指数。上述两个问题，也是本章节力图解决的两个关键问题。

第二节　重大疾病保障水平评价指标体系的构建

一、重大疾病保障水平评价指标体系构建的基本原则

重大疾病保障的程度和水平如何，不能单凭一项指标作为判定依据，只有建立科学的、可持续的评价指标体系，才能对一个国家或者一个地区各个群体的重大疾病保障水平做出

准确的定量判断。评价指标建立是重大疾病保障水平测量模型构建的核心，更是关系后续测量分析结果可信程度的关键变量。建立参合农民重大疾病保障水平的评价指标体系，应紧紧围绕保障参合农民健康权益的核心目标，且必须与社会医疗保险制度的战略目标、测评目的保持一致。具体来说，研究遵循以下原则建立评价指标体系：

1.坚持科学性和可操作性结合的原则

评价指标的选取应以科学理论为依据，充分体现保障参合患者健康权益的目标。重大疾病保障水平评价指标的建立，应在把握制度目标和内涵的基础上严谨设计，指标必须目的明确、定义准确。另外，评价指标体系要有针对性，数据要准确，处理方法得当。对于具有模糊性或者无法准确测量的指标，应进行相应的处理，明确概念内涵。评价指标系统可控。具体来说，参合农民重大疾病保障水平评价指标体系的建立，必须要遵循经济社会发展的基本规律，采取科学的确定权重和测量指标的方法。另外，为增加评价模型的可操作性，评价指标必须是通过观察和测量等方式能够得到的定量指标，且使评价指标体系能客观真实地反映参合大病患者的保障水平。另外，评价指标体系过大或者过小都不利于得出正确的测量结果，因此指标数量的确定性、具体指标的选取都必须坚持科学性的原则，从而可以更加真实地、有效地测量参合大病患者的福利水平。另外，计算方法和信息采集也应符合客观要求，这些都是科学性的体现。

2.坚持系统性和层次性相结合的原则

系统性原则要求构建的评价指标体系能够全面反映参合患者的重大疾病保障情况，从而保证评价的系统性和全面性。根据前面分析可知，采用单一指标进行保障水平的评价是不科学的，应将参合患者的重大疾病保障水平评价看成一个完整的系统，并按照系统的原则和特征要求，在明确重大疾病保障目标和宗旨的基础上构建完整的评价指标体系。系统性原则要求评价指标体系能够包含受制度影响的各个方面内容，同时要求评价指标体系具有层次性，能够明确各个指标之间的相互作用，能够分清指标的层次和从属关系。参合农民重大疾病保障水平评价指标在建设过程中应坚持整体意识和全局观念，将重大疾病保障水平评价指标体系看成是一个系统的体系，综合反映参合患者重大疾病保障水平涉及的各个方面。另外，评价指标体系除了能全面反映参保参合患者重大疾病保障水平，具备覆盖全面、系统性强等特点外，还包含若干子系统和诸多层次，不同层次包含不同指标。王元月（2004）在研究中指出，参合农民重大疾病保障水平的测量应充分体现区域发展的层次性，不同地区使用不同的衡量标准。

3.坚持定量指标与定性指标结合原则

参合农民重大疾病保障水平评价指标体系的建设，是一项系统性和综合性均极强的工作，涉及医疗资源、健康状况、劳动能力等多种因素和方面，紧紧依靠某单一方面不能做出正确的判断。因此，参合农民重大疾病保障水平评价指标的建立应全面、客观、综合地反映参合患者患病后的福利状况。对于指标的选取，除了包含定量指标外，还应考虑参合患者对重大疾病保障制度本身及制度落实过程的主观评价，即采用定量分析与定性分析相结合的办法。因为只采用定性指标而忽视定量指标，会使得研究结果明显主观，难以真实反映客观实际情况；但全部采用定量指标而忽视定性指标，又会导致研究结论偏离研究主旨。但是，无论是何种指标，都应坚持可测量的原则，对于定性指标则可以从评级的角度进行统计、计算和分析。同时，测量指标应内涵明确，一个指标反映一个方面，避免指标间出现多重共线性和内容的重复。

4.坚持动态性与可持续性相结合原则

长久维持国民的健康权益，是医疗保障制度可持续发展的核心目标。这里的可持续性可以概括为以下三点：制度可持续性、经济可持续性、社会可持续性。其中，制度可持续性是指制度发展应该与社会经济发展的变化相适应，并能与之同步调节，以及受到人民的信任；经济可持续性是指制度建立不应超越医疗资源的禀赋条件和基金的承受能力，应与经济发展水平保持协调；社会可持续性是指制度建立应符合社会的核心价值观，制度发展应充分体现人的生存权和健康权，保障人的全面发展。

二、重大疾病保障水平评价指标的初选

指标的选择和确定是构建参合农民重大疾病保障水平测量和评价模型最为重要的环节。

通过对参保参合患者可行能力作用机制的分析可知，疾病尤其重大疾病是通过影响参合农民多方面的可行能力进而影响其功能的，指标数量的变化都会导致测量结果的差异和变化。在对我国参合农民重大疾病保障情况进行充分分析和对样本地区参合农民重大疾病保障现状进行充分调研的基础上，根据上述指标构建原则和对现有文献资料的梳理，构建了参合农民重大疾病保障水平的评价指标体系。根据调研设计内容可知，本研究以罹患重大疾病的参合农民为对象，旨在测量和分析重大疾病保障制度对参合大病患者的保障情况，因此，本研究评价指标体系的建立是基于参合重大疾病患者的角度出发的。

由于涉及重大疾病状况和福利状况，因此参合农民重大疾病保障水平的评价亦需要从多个维度和领域进行。考虑到制度设计目标和评价指标体系构建的原则，同时为增加研究的科学性及可操作性，本研究分别从七个维度构建参合农民重大疾病保障水平评价指标体系。其中，与参合患者经济方面福利状况直接相关的维度主要有两个，分别为：疾病经济负担和家庭经济状况；涉及参合患者非经济方面福利状况相关的维度主要有五个，分别为健康状况、就业状况、社会关系网络、服务感知和心理认同。上述七个维度将构成研究评价参合农民重大疾病保障水平的基础（表5-1）。具体来说：

表 5-1　参合农民重大疾病保障水平评价指标初选

总目标	维度	领域	具体指标	指标描述
参合农民重大疾病保障水平	经济方面	疾病经济负担	新农合实际补偿比	新农合补偿/医疗费用总额（包含新农合补偿和重大疾病补偿总和）
			医疗费用负担情况	医疗费用/上年家庭总收入

续表

总目标	维度	领域	具体指标	指标描述
参合农民重大疾病保障水平	经济方面	家庭经济状况	个人经济收入情况	参合农民患病后的个人经济总收入（包含劳动收入和非劳动收入）
			家庭经济收入情况	参合农民患病后的家庭经济总收入（包含劳动收入和非劳动收入）
			自评家庭经济状况	参合农民患病后的自评家庭经济状况
	非经济方面	健康状况	身体健康状况	参合农民患病后身体健康状况
			心理健康状况	四周内患者感到心情沮丧或者抑郁的次数
		就业状况	就业情况	参合农民患病后是否就业
			劳动能力情况	参合农民患病后劳动能力情况
		社会关系网络	与亲朋交往情况	患病前后患者及其家庭与亲朋好友交往和联系状况的变化情况
		服务感知	交通便利性	参合农民患病期间就医交通便利程度
			对医保机构服务满意度	医保机构的服务满意度（如医疗费用报销的及时性和便利性）
			对医疗机构服务满意度	对医疗机构服务满意度（如医护人员提供服务的态度）
		心理认同	公平性	自评是否获得了公平的保障
			保障效果	自评重大疾病保障制度的效果
			对医保机构的信任程度	对医保机构的信任程度
			对医疗机构的信任程度	对医疗机构的信任程度

1. 疾病经济负担

毋庸置疑，疾病经济负担情况应是测量和评价参合农民重大疾病保障水平的关键变量。这一维度主要包含两个具体指标，一是新农合实际补偿比[①]，用以测量新农合及重大疾病保障制度对参合患者医疗费用的补偿情况；二是医疗费用负担情况，主要用来衡量参合患者的家庭医疗费用负担情况。前者是目前应用最为广泛和使用频率最高的测量医疗保障水平的方法，该方法从经济角度衡量了医疗保险制度在减轻患者医疗费用负担方面的作用。国家乃至各省份公报中经常提及的补偿比也是基于这一概念的延伸概念进行测算的。只是当前更多提及的是政策补偿比，而非实际补偿比。两者的区别在于前者在计算中没有纳入医保目录外的个人自付费用，而后者的计算是将患者全年医疗费用支出全部记录其中，一般认为，一个地区同一时期的政策补偿比会高于它的实际补偿比。但相比政策补偿比，实际

---

① 新农合实际补偿比=新农合报销医疗费用金额/医疗费用总金额。

补偿比能更好地反映参合患者的疾病负担情况。

然而，对于参合农民的重大疾病保障情况来说，一方面新农合政策目录范围有限，明显窄于城镇职工医保目录范围，对于重大疾病患者来说，这种劣势则更为明显，很多救治大病的必需药品都不在新农合政策目录范围之内，参合患者的大病费用负担尤其是目录外的自付费用负担仍然沉重；另一方面，虽然当前新农合制度外有新农合重大疾病保障和农村居民大病保险两项政策专门致力于减轻大病患者的高额医疗费用负担，但受病种数量和大病保险起付线的限制，很大一部分参合大病患者并不能得到必需的保障。而且新农合本身也是以大病统筹为目标，包含 22 种疾病在内的重大疾病首先都必须经过新农合补偿才有可能进入大病保险补偿范围。由此可见，仅以新农合重大疾病保障政策或者大病保险政策的补偿比例作为衡量重大疾病保障水平的标准是不科学的。

另外，本研究在实地调研中也了解到，当前新农合统筹地区已经基本实现了医疗费用即时结报，参合患者及其家属对其大病医疗费用报销的具体情况不甚了解，仅能提供个人自付费用和医保报销费用的金额。出于上述考虑，本研究确定以新农合补偿占医疗费用总和的比例代表大病患者获得的实际补偿情况。此处的新农合重大疾病保障制度应是指包含新农合制度在内的广义的重大疾病保障制度。此外，本研究还将采用个人全年自付医疗费用金额占家庭全年经济收入的比例作为衡量参合患者医疗经济负担的比例。

2.家庭经济状况

一般来讲，经济状况好的家庭应对疾病风险的能力较强；反之，经济状况差的家庭应对疾病风险的能力较差，发生因病致贫、返贫的可能性也更大。大病除了能影响参合患者的劳动能力和经济收入外，还可能造成其家庭成员因为看护、照顾患者造成的劳动时间损失，对家庭经济收入造成进一步的影响（高梦滔等，2006）。经测算，大病使农村家庭人均纯收入下降 5%～6%，而且这种负面影响平均要持续 15 年（高梦滔等，2006）。WHO 提出的灾难性卫生支出的概念，就是基于对个人自付医疗费用与家庭可支配收入的比较进行界定的，可见关注参合患者家庭经济状况对了解参合农民重大疾病保障情况至关重要。这一领域主要包含三个指标，分别为个人经济收入情况、家庭经济收入情况和自评家庭经济状况，分别用来衡量参合农民患病后的个人经济情况和家庭经济情况。虽然劳动收入是当前农村居民的主要收入来源，但不是农村居民的唯一收入来源，如对于失去劳动能力的老年人来说，子女的赡养费用就是他们主要的经济收入来源；再比如对自主经营店铺的参合农民来说，疾病对其经济收入的影响也是有限的。本研究对于家庭经济收入概念的界定同样如此。此外，本研究还采用自评家庭经济状况指标对参合农民患病后的家庭经济变化情况进行辅助评价。

3.健康状况

健康是人最重要的人力资本之一，直接关系人的未来发展和生活质量。马斯洛的需求层次理论也指出，医疗对人类的重要性等同于水、空气、食物等，是人类最底层的需求——生理需求之一。显见健康对于人的生存发展的重要程度。但是，想要全面评价参合患者的健康状况，不能仅从身体健康状况出发，而应同时考虑参合患者的心理健康状况。众所周知，重大疾病对参合农民最为直接的影响就是损伤其身体健康。但在疾病治疗的过程中，身体的痛苦、经济负担的沉重、亲朋的疏远等因素都可能造成参合患者心理健康水平的下降和心理负担的加重。因此，这一领域的具体指标包含两项，分别为身体健康状况和心理健康状况，即研究在考察参合患者当前身体健康状况的同时，通过指标"四周内感到心情沮丧或者抑郁的次数"进一步考察重大疾病对参合患者心理健康状况的影响，以全面评价参合患者的健康状况。

4.就业状况

Schultz（1996）在研究中指出，劳动者可能因为患病带来的劳动习惯改变进而使得收入函数降到一个次优状态，从而造成收入的损失。调研发现，90%左右的罹患肿瘤等重症疾病的患者，即使愈后情况较好，也几乎不可能再从事重体力劳动，进而影响参合患者的就业选择、就业机会和经济收入。可见，是否就业及劳动能力情况也是与疾病直接相关的非经济可行能力，这一维度主要包含两项指标，分别为参合农民患病后的就业情况和劳动能力情况。前者主要用来考察疾病对参合患者就业机会的影响，后者则主要用来考察疾病对参合农民劳动能力的影响。

5.社会关系网络

亚里士多德学派的福利观还认为，福利不仅仅是快乐，人有更多的感性本领，如能够推理、判断、想象和从事社会交际，还有社会认同（Des Gasper，2005）。马志雄等（2013）在研究中指出，大病农户极有可能因为生病导致经营能力和存量下降，引起社会排斥。这里的社会排斥主要指患者被排斥出家庭或者社会关系，进而引起的社会交往人数的减少和交往频率的下降，以及社会网络分割和社会支持的减弱。调研发现，参合农民罹患大病后，一部分人会因为向亲朋借贷或者亲属对患者的关怀增加了彼此的交往和联系；但还有一部分人会因为疾病或者贫困等原因减少和亲朋与邻居之间的交往。因此，研究采用"与亲朋交往情况"指标作为社会关系网络维度指标的代理变量，以考察重大疾病对参合农民社会资本的影响。

6.服务感知

参合农民重大疾病保障制度提供的医疗保障的水平不仅要从数量上进行考察，还要从质量上进行评估。服务感知领域的指标就是评价参合农民重大疾病保障质量的重要参考因素，这一领域包含三项具体指标，分别为交通是否便利、对医疗机构服务满意度和对医保机构服务满意度。其中，交通是否便利指标主要是考察参合患者到医疗机构就诊期间及后期康复治疗期间交通的便利程度。而医疗机构服务满意度指标则主要考察参合患者在大病就诊过程中，对医疗机构及其医护人员提供医疗服务的技术水平和服务态度的满意程度。医保机构服务满意度指标则主要考察参合患者在就诊后的费用报销和政策咨询过程中，对医保机构及其工作人员提供的报销理赔和政策咨询服务的满意程度。上述各方面内容并不是参合农民重大疾病保障制度落实的直接效应，而是与医疗费用补偿和医疗服务提供内容相伴而生的，但共同作用于参合患者对重大疾病保障制度的心理评价。

7.心理认同

心理认同维度主要包括四项指标，分别为重大疾病保障制度是否公平、重大疾病保障制度实施效果、对医保部门的信任程度和对医疗机构的信任程度。其中，前两项指标主要是考察参合患者对重大疾病保障制度的直接感受，后两项指标则主要是考察参合患者对重大疾病保障制度的社会影响和认可程度。一般来说，如果不发生疾病，参合农民对医保部门或者医疗机构的评价一般都是基于间接渠道或者新闻媒体等渠道，其中既可能有正面信息也可能有负面信息。因此研究此处除了直接通过指标考察参合患者对重大疾病保障制度公平性和保障效果的主观评价外，还通过信任程度指标评价该项制度产生的社会影响。上述四项指标除了代表参合患者对重大疾病保障制度的心理认同外，还同时考察了重大疾病保障制度的未来可持续性。换句话说，公平性越好、参合患者自评保障效果越好、信任程度越高的制度的未来可持续就越好。

从重大疾病作用参合农民可行能力的影响机制可知，上述 7 个领域不仅与参合农民的实质自由密切相关，还同时表征了参合患者的福利状况。并且，上述七个领域之间并不是完全孤立的，而是交叉影响的（图 5-1）。比如，参合患者的家庭经济状况可能同时受到参合患者就业状况、健康状况、社会关系网络等多个领域的影响。

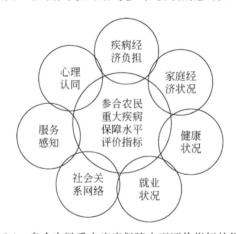

图 5-1 参合农民重大疾病保障水平评价指标的领域

三、重大疾病保障水平评价指标的筛选确定

初选后的评价指标体系需要进一步地检验和完善，因为受到单一研究团队研究视野局限性和知识容量有限性的影响，有些指标可能不完全符合重大疾病保障的范畴，或是指标的含义不明确，且缺乏可操作性，因此需要科学的方法予以确定。为此，本研究分别采用主观和客观相结合的方式进行评价指标的筛选。具体来说，本研究先是通过设计"指标重要性调查问卷"，并请相关专家对各个指标对参合农民重大疾病保障水平评价的重要性进行打分和计算，对初次筛选指标进行初步完善和确认。然后再通过因子分析方法对指标在指标体系中的重要性进行进一步的检验和分类。最后确认参合农民重大疾病保障水平的评

价指标体系。

1.李克特量表法

李克特量表（Likert scales）是由李克特在最初的加总量表基础上改进而成的一种评分加总式量表，主要用于测量态度、重要性等主观评价指标的强弱程度。在李克特量表中，每个指标都有五个等级表述，如"非常不重要"、"不重要"、"一般"、"重要"、"非常重要"，分别记作1、2、3、4、5。被调查对象的总评分是其对各个指标重要性评分的加总，代表了被调查者对某一指标体系重要性的态度。在有关社会问题的调查中，调查者通常很关心某一群体的平均态度，此时就需要计算被调查者总评分加总的平均值，用以代表被调查者的平均意向。此外，通过这种加总量表还可以了解被调查者们的态度分布情况。正是由于李克特量表的制作和操作均比较简单，因此一直被广泛应用于社会调查中。

研究在得到反馈回的李克特量表后，通过以下三个指标计算指标的重要性，分别为集中程度、离散程度和变异程度。具体来说：

（1）集中程度：

$$\overline{E_i} = \frac{1}{N}\sum_{j=1}^{5} E_{ij} n_{ij} \quad (i=1,2,\cdots,m) \tag{5-3}$$

其中，$\overline{E_i}$代表被调查者对第i个指标评价值的集中程度。E_{ij}则代表第i个指标第j级的量值。n_{ij}代表对第i个指标评级为j级的被调查者人数。m代表指标的数量。N代表专家的总人数。通过计算得到$\overline{E_i}$，$\overline{E_i}$值越大，代表该指标越重要；相反，$\overline{E_i}$值越小，则代表该指标越不重要。

（2）离散程度：

$$\gamma_i = \sqrt{\frac{1}{N-1}\sum_{j=1}^{5} n_{ij}(E_{ij}-\overline{E_i})^2} \quad (i=1,2,\cdots,m) \tag{5-4}$$

其中，γ_i代表被调查者在第i个指标评价值得分散程度。γ_i值越小，代表被调查者的意见或者态度越集中，表示指标的重要性越大；相反，γ_i值越大，代表被调查者的意见或者态度越分散，表示指标的重要性越小。

（3）变异程度：

$$V_i = \frac{\gamma_i}{\overline{E_i}} \quad (i=1,2,\cdots,m) \tag{5-5}$$

其中，V_i为变异系数，代表被调查者意见的不一致程度。根据前述分析可知，γ_i值越小时被调查者的意见越集中，$\overline{E_i}$值越大时被调查者的意见越集中，但当两者的意见不一致或者不统一时，我们则可以进一步用变异系数V_i进行判断，V_i值越小，则表示该指标越重要；相反，如果V_i值越大，则表示该指标越不重要。

2.因子分析方法

因子分析（factor analysis）方法最早是由心理学家提出和发展起来的，目的是借助提取的公因子来代表不同的性格特征和行为取向，从而解释人类的行为和能力。现已被广泛应用于医学、社会学、市场营销等多个领域。因子分析方法主要是通过降维的方式在一系列变量中提取能够反映对象主要特征和共同变化趋势的公因子，该方法从变量或者指标的内部相关性出发，将具有较强相关性的变量或者指标归为一类，而不同类别变量之间的相关性较少，以综合反映对象发展变化的主要趋势。简单来说，因子分析方法旨在分解原始变量，进而从中归纳出潜在的"类别"，每一类变量代表一个"共同因子"，即一种内在结构，因子分析就是为了寻找这种内在结构（张文彤，2002）。具体来说：

假设有 m 个变量 x_1，x_2，…，x_m，在 n 个样本中对 m 个变量的观测结果可以构成一个 $n \times m$ 阶的原始数据矩阵。

$$X = \begin{bmatrix} x_{11} & x_{12} & \cdots & x_{1m} \\ x_{21} & x_{22} & \cdots & x_{2m} \\ \vdots & \vdots & & \vdots \\ x_{n1} & x_{n2} & & x_{nm} \end{bmatrix} \tag{5-6}$$

一般地，为消除变量在量纲上的差异，研究首先采用式（5-7）对原始指标数据进行标准化，然后再用标准化的数据计算主成分。为方便计算，研究仍旧使用 x_{ij} 表示标准化后的指标数据，X 为标准化的数据矩阵。

$$X = X' = \frac{x_{ij} - \overline{x_j}}{S_j} \tag{5-7}$$

而后研究可以基于标准化后的 X 计算出相关矩阵 R [式（5-8）]，并用该结果分析指标间是否存在共线性问题。

$$R = Cov(X) = \begin{bmatrix} r_{11} & r_{12} & \cdots & r_{1m} \\ r_{21} & r_{22} & \cdots & r_{2m} \\ \vdots & \vdots & & \vdots \\ r_{m1} & r_{m2} & \cdots & r_{mm} \end{bmatrix} = \begin{bmatrix} 1 & r_{12} & \cdots & r_{1m} \\ r_{21} & 1 & \cdots & r_{2m} \\ \vdots & \vdots & & \vdots \\ r_{m1} & r_{m2} & \cdots & 1 \end{bmatrix} \tag{5-8}$$

进而可以求出相关矩阵 R 的特征值和特征值对应的特征向量，从而求得各个主成分 Z_1，Z_2，…，Z_m。详见式（5-9）。

$$Z_i = a_i'X = a_{i1}X_1 + a_{i2}X_2 + \cdots + a_{im}X_m \quad (i = 1, 2, \cdots, m) \tag{5-9}$$

需要注意的是，有大量学者将因子分析方法和主成分分析方法混淆使用。虽然因子分析法可以看作是主成分分析方法的一种扩展，但不能完全通用。从分析步骤看，在求得主成分之前 [式（5-9）]，二者的计算步骤是一样的。但如果是因子分析，则需要借助因子旋转进一步考察因子的可解释性。可见，主成分分析方法仅要求提出的公因子能够包含主要信息即可，不一定非要有准确的实际含义。但因子分析方法的要求则与之不同，它一般要求提取的公因子具有实际含义，第四步中进行因子旋转的目的也是为了得到更为准确的解释。从用途看，主成分分析方法主要用于解决共线性问题，而因子分析方法则可用于评价问卷的结构效度、寻找变量间的潜在结构和验证内在结构的假设等。

四、指标的赋值、范围和标准化

在设计调查问卷时，连续型指标以实际调查数据为准，而非连续的定性指标则可分为反映调查者主观感受的和反映客观标准的定性指标。其中，反映调查者主观感受的定性指标主要采用李克特的"五值法"进行测度与赋值，而对于反映客观标准的定性指标，则是依据指标的客观层次进行测度与赋值。另外，为使具有不同内涵和量纲的指标能够合并计算，研究必须要对数据进行无量纲化处理。对于指标值变动与参合农民重大疾病保障水平呈正相关的数据，采用式（5-10）进行无量纲化处理；但对于指标值变动与保障水平变动呈负相关的数据，则采用式（5-11）进行无量纲化处理。具体表达如下：

$$m_1 = \frac{x - x_{\min}}{x_{\max} - x_{\min}} \tag{5-10}$$

$$m_2 = \frac{x_{\max} - x}{x_{\max} - x_{\min}} \tag{5-11}$$

其中，x 为指标的实际值；$x_{\max}$、$x_{\min}$ 则分别为指标的最大值和最小值。关于指标的最大值和最小值，本研究做如下设置：

（1）新农合实际补偿比：为测量参合患者个体的重大疾病保障水平，本研究以新农合实际补偿比而非政策补偿比作为代理变量考察参合患者疾病经济负担，因为新农合实际补偿比相比政策补偿比更能代表参合患者的疾病负担情况。

根据新农合实际补偿比的计算方法（新农合实际补偿比=新农合医疗费用补偿/参合患者的全部医疗费用×100%）可知，当新农合对参合患者的最大补偿金额等于参合患者的全部医疗费用时，新农合实际补偿比应该等于1；相反，当新农合对参合患者的补偿金额为0时，新农合实际补偿比应该等于0。

（2）医疗费用负担情况：研究以参合患者个人现金支付的医疗费用占上年家庭可支配收入的比值代表参合患者的医疗费用负担情况。根据 WHO 关于灾难性卫生支出的定义可知，当一个家庭的自付现金医疗费用超过这个家庭上一年可支配收入的40%时，则认为该家庭发生了灾难性卫生支出。

本研究还以此值为标准衡量这个家庭的疾病经济负担。当参合患者的自付现金医疗费用为 0 时，参合患者的疾病经济负担情况变量值应该取最小值 0。当参合患者的自付现金医疗费用超过家庭上一年可支配收入时，则该指标的取值为1。原则上该指标没有最大值，但考虑到客观实际，很多重大疾病患者的自付现金医疗费用一定会大于家庭上一年收入总额，但不存在无限大的医疗费用，因此本研究以 10 倍于家庭上一年可支配收入的医疗费用值为最大值，此处指标的上限取值为10。

（3）个人经济收入：考虑到样本地区的选择是基于不同经济发展水平状况进行的，所以个人经济收入取值范围也应充分考虑到不同经济发展水平地区的实际。具体来说，研究在《2013 年江苏省统计年鉴》获得苏南、苏中和苏北地区农村常住居民的人均可支配收入的基础上，根据江苏省不同收入组[①]农村常住居民的人均可支配收入值对其进行调整。依次获得苏南、苏中和苏北地区农村常住居民的低收入户和高收入户的人均可支配收入（表5-2）。进而，本研究以表 5-2 中低收入户的人均可支配收入代表该地区个人经济收入的下限，以高收入户的人均可支配收入代表个人经济收入的上限。

---

① 根据《2013 年江苏省统计年鉴》可知，江苏省农村常住居民的人均可支配收入分组情况为低收入户、中低收入户、中等收入户、中高收入户和高收入户。

表 5-2　农村常住居民中低收入户与高收入户的人均可支配收入

项目	苏南（元）	苏中（元）	苏北（元）
低收入户的人均可支配收入	7229.51	5341.80	4373.26
高收入户的人均可支配收入	45 701.49	33 768.26	27 645.64

（4）家庭经济收入：家庭经济收入范围的确定步骤与个人经济收入范围的确定步骤一致。不同的是，确定不同收入组农村居民家庭可支配收入需要根据不同收入组的家庭人口数进行调整。经计算，本研究依次获得苏南、苏中和苏北地区农村常住居民的低收入户和高收入户的家庭可支配收入（表 5-3）。进而，本研究以表 5-3 中低收入户的家庭可支配收入代表该地区家庭经济收入的下限，以高收入户的家庭可支配收入代表家庭经济收入的上限。

表 5-3　农村常住居民中低收入户与高收入户的家庭可支配收入

项目	苏南（元）	苏中（元）	苏北（元）
低收入户的家庭可支配收入	23 134.44	17 093.75	13 994.43
高收入户的家庭可支配收入	113 339.70	83 745.29	68 561.18

（5）反映主观感受的定性指标：对于身体健康状况、心理健康状况、对医保机构的满意度等反映被调查者主观感受的定性指标，则按照指标赋值的最大值为上限，按照指标赋值的最小值为下限。

（6）反映客观状况的定性指标：对于就业状况这种定性指标，本研究分别将 1 和 0 转化为 0.999 和 0.001 以方便后期计算。

第三节　测量方法选择

在真实的世界中，我们不可能获得所有精确的值，总有一些不确定的、模糊性的现象不可避免，尤其在现代化信息处理系统的开发和管理决策中，故模糊集合理论就成为对这种不确定现象很好的说明和解释。模糊数学理论是研究和处理模糊现象的数学方法，模糊数学方法即应用模糊数学方法，根据多个评价因子评定某事物所属等级或类别并进行决策。其所要处理事物的概念本身是模糊的，如"老年人"、"医疗保障公平性一般"、"医院服务质量较好"等。因为其数量划分带有不同程度的模糊性，所以采用模糊数学方法进行测量。模糊数学方法是由 Zadeh（1965）提出的，旨在解决现实生活中那些用经典数学方法无法解决和描述的现象和问题。近年来，模糊数学方法一直被广泛应用于公平性研究、贫困的测量及福利水平评价等诸多方面（Cerioli，1990；Cheli et al，1995；Martinetti，2000），并形成了一套相对独立的福利评价模型，主要因为这一方法与福利概念的广泛性和模糊性特征不谋而合（森，1992；Cerioli et al，1990；Cheli et al，1995）。

一、设定测度函数

利用模糊数学方法测度参合农民重大疾病保障水平，首先要建立表示参合农民重大疾病保障状况的模糊集合。模糊集合是由隶属函数表示的，所以对模糊集合的计算实际即对隶属函数的计算。当隶属函数的基本特征确定后，隶属度的取值也就确定。具体来说，如果参合患者的重大疾病保障状况可以表示为模糊集合 X，那么重大疾病保障水平的评价内容即可以表示为 X 的子集 Z，第 n 个参合农民的重大疾病保障水平函数则可以表示为 $Z(n) = \{x, \mu_Z(x)\}$，其中 $x \in X$，$\mu_Z(x)$ 为 x 对 Z 的隶属函数，$\mu_Z(x)$ 将 X 中的每个元素映射到 0～1 的值即为隶属度。$\mu_Z(x)$ 越接近于 0，表示 x 隶属于 Z 的程度越小；$\mu_Z(x)$ 越接近于 1，表示 x 隶属于 Z 的程度越大；$\mu_Z(x)$ 越接近于 0.5，则表示 x 隶属于 Z 的程度越模糊。参合农民重大疾病保障水平评价的指标集合表示为 $x = [x_{11}, \cdots, x_{ij}, \cdots]$，其中，$x_{ij}$ 表示第 i 项功能性状况的第 j 个具体指标。

模糊集合运算需满足以下的运算律：

（1）交换律：$\underset{\sim}{A} \cup \underset{\sim}{B} = \underset{\sim}{B} \cup \underset{\sim}{A}$，$\underset{\sim}{A} \cap \underset{\sim}{B} \cup = \underset{\sim}{B} \cup \underset{\sim}{A}$

（2）结合律：$\underset{\sim}{A} \cup (\underset{\sim}{B} \cup \underset{\sim}{C}) = (\underset{\sim}{A} \cup \underset{\sim}{B}) \cup \underset{\sim}{C}$，$\underset{\sim}{A} \cap (\underset{\sim}{B} \cap \underset{\sim}{C}) = (\underset{\sim}{A} \cap \underset{\sim}{B}) \cap \underset{\sim}{C}$

（3）分配律：$\underset{\sim}{A} \cap (\underset{\sim}{B} \cup \underset{\sim}{C}) = (\underset{\sim}{A} \cap \underset{\sim}{B}) \cup (\underset{\sim}{A} \cap \underset{\sim}{C})$，$\underset{\sim}{A} \cup (\underset{\sim}{B} \cap \underset{\sim}{C}) = (\underset{\sim}{A} \cap \underset{\sim}{B}) \cup (\underset{\sim}{A} \cap \underset{\sim}{C})$

（4）摩根律：$(\underset{\sim}{A} \cup \underset{\sim}{B})^c = \underset{\sim}{A}^c \cap \underset{\sim}{B}^c$，$(\underset{\sim}{A} \cap \underset{\sim}{B})^c = \underset{\sim}{A}^c \cup \underset{\sim}{B}^c$

但需要注意的是，模糊集合的运算不满足互补律，即

$$\underset{\sim}{A} \cup \underset{\sim}{A}^c \neq U，\quad \underset{\sim}{A} \cap \underset{\sim}{A}^c \neq \varnothing$$

二、选取隶属函数

确定隶属函数的方式多种多样，如推理法、模糊统计法、模糊分布等，但具体如何选取，还需结合指标和数据的具体情况。本研究选取的指标有连续型变量、虚拟定性变量和虚拟二分变量三种，且模糊集的论域均为实数集，因此本研究采用模糊分布作为隶属函数。假设 x_i 表示参合农民重大疾病保障状况的第 i 个功能性活动集合，x_{ij} 表示第 i 个功能性活动集合的第 j 个子指标。无论指标值是连续型变量或是虚拟定性变量，只要指标值的变化方向与参合农民重大疾病保障水平正向变动方向一致，研究即以偏大型（S 型）分布表示参合农民重大疾病保障水平的隶属函数，具体表示如下：

$$\mu_Z(x_{ij}) = \begin{cases} 0, & x_{ij} < a \\ \dfrac{x_{ij} - a}{b - a}, & a \leqslant x_{ij} \leqslant b \\ 1, & x_{ij} > b \end{cases} \tag{5-12}$$

其中，$a = x_{ij}^{\min}$，$b = x_{ij}^{\max}$。对于连续型指标 x_{ij} 来说，如果 a 的取值小于最小值 $x_{ij}^{\min}$，则表示其在这个指标下的状况一定是差的，则令 $\mu_Z(x_{ij}) = 0$；如果 a 的取值大于最大值 $x_{ij}^{\max}$，则表示其在这个指标下的状况一定是好的，则令 $\mu_Z(x_{ij}) = 1$。对于根据受访者主观评价进行赋

值的虚拟定性变量来说，如果赋值越大表示评价状况越好，那么隶属度的计算同样采用式（5-12）。相反，如果连续型变量及虚拟定性变量指标值的变化方向与参合农民重大疾病保障水平反向变动方向一致，即取值越大表示参合农民重大疾病保障水平越差，研究则以偏小型（Z 型）分布表示参合农民重大疾病保障水平的隶属函数，具体表示如下：

$$\mu_Z(x_{ij}) = \begin{cases} 1 & x_{ij} < a \\ \dfrac{x_{ij} - a}{b - a}, & a \leqslant x_{ij} \leqslant b \\ 0 & x_{ij} > b \end{cases} \tag{5-13}$$

其中，$a = x_{ij}^{\min}$，$b = x_{ij}^{\max}$。对于连续型指标 x_{ij} 来说，如果 a 的取值小于最小值 $x_{ij}^{\min}$，则表示其在这个指标下的状况一定好的，则令 $\mu_Z(x_{ij})=1$；如果 a 的取值大于最大值 $x_{ij}^{\max}$，则表示其在这个指标下的状况一定是差的，则令 $\mu_Z(x_{ij})=0$。同样，如果虚拟定性变量的赋值越大表示评价状况越差，那么隶属度的计算同样选用式（5-13）。

虚拟二分变量取值非此即彼，如"是"与"否"，因此，隶属函数可以表示如下：

$$\mu_Z(x_{ij}) = \begin{cases} 1, & x_{ij} = \text{"是"} \\ 0, & x_{ij} = \text{"否"} \end{cases} \tag{5-14}$$

三、确定指标权重

模糊评价方法的最大优点即在于它对事物的评价是建立在多指标综合基础之上的。但并非所有指标对事物评价的重要性都是相同的，合理设置指标权重是模糊数学评价中至关重要的一步。一般来说，设置指标权重有主观赋权法、客观赋权法和组合赋权法三种（王明涛，1999）。常见的主观赋权法有德尔菲法、AHP 法等；客观赋权法有主成分分析法、均方差法等。而组合赋权法是将主观赋权法与客观赋权法相结合的一种赋权方法。在客观赋权法中，如果各指标的权重基本相当，则可以依据 Martinetti（2000）提出的权重计算公式进行指标权重的计算，如式（5-15）所示：

$$w_a = (\partial_1, \partial_2, \cdots, \partial_k) = [(\partial_1^a, \partial_2^a, \cdots, \partial_k^q)/k]^{1/a} \quad (a \neq 0) \tag{5-15}$$

如果 ∂_1，∂_2，$\cdots$，∂_k 代表隶属度取值，那么，当 $a=1$ 时，式（5-15）代表的则是根据算数平均计算得到的权重数；当 $a=-1$ 时，式（5-15）代表的则为调和平均数；当 a 趋近于 0 时，式（5-15）代表的则是根据几何平均计算得到的权重数。但如果各指标的权重各不相同，则需要根据相关理论和实际进行赋权。Cheli B（1995）重新确定了指标权重的计算公式，他认为指标权重的计算公式应赋予隶属度值较小的指标以较大的权重，即评价时应更多关注个体获得性较低的指标和功能性活动。然而，根据这一权重计算公式可知，当个体的收入水平不断提高时，总的福利指数却可能出现下降的不合理现象（高进云，2008）。

因此，此处采用高进云（2008）提出的指标权重修正公式，以 $f(x)=x^a$ [$a \in (-1,0)$] 作为权重函数。当 a 取不同值时，福利指数计算公式也不相同。但其均具有如下两个基本特征：一是指标值增加，权重值边际递减；二是指标值单调变化时，个体及总体福利

水平也随之单调变化。当 $a=-0.5$ 时，第 i 项功能性活动中的第 j 个子指标的权重函数可以表示为

$$w_{ij}=\left\{\mu_Z(x_{ij})\right\}^{(-0.5)} \tag{5-16}$$

四、加总分项指标

参合农民重大疾病保障水平的最终确定，即通过一定的算式将不同功能性活动的评价值加总。这个过程可以选择的算式方法有很多种，如加权线性合法、乘法合成、加乘混合等，但从本质上讲，上述方法均是运用平均数方法计算的。叶静怡等（2014）在研究中比较了标准的交集运算、弱的交集运算、简单算术平均和加权平均等几种加总方式的优劣，认为简单算术平均和加权平均的加总结果要优于其他加总方式。邱东（1991）也在研究中指出，当指标间的重要程度和指标值之间的差别均较大时，加乘混合计算方法是最优的。因此，研究在计算参合农民整体重大疾病保障水平、个体重大疾病保障水平及功能性活动的评估值时，均采用 Cerioli（1990）提出的这种加乘混合的加总方法，依次计算了上述各项内容的评估值。

功能性活动评估值的计算。由前述内容可知，对参合农民重大疾病保障水平的整体评价可以通过评价构成其的各项功能性活动进行。假设 B_i 为参合农民重大疾病保障水平的功能向量集合，其计算过程如式（5-17）所示：

$$B_i=\sum_{j=1}^{J}(\overline{\mu}(x_{ij})\times w_{ij})/\sum_{j=1}^{J}w_{ij} \tag{5-17}$$

其中，$w_{ij}=\overline{\mu}(x_{ij})^{(-0.5)}$。进一步，通过对各项功能性活动评估值的汇总可以得到参合农民重大疾病保障水平的整体评估值，计算过程如式（5-18）所示：

$$Z(x_i)=\sum_{i=1}^{I}(\mu(x_i)\times w_i)/\sum_{i=1}^{I}w_i \tag{5-18}$$

对于参合农民个体的重大疾病保障水平的计算方法与参合农民整体的重大疾病保障水平的计算方法和计算流程是相同的，但需要指出的是，本研究在计算参合农民个体的重大疾病保障水平时，功能性活动的指标权重选取的是参合农民整体的功能性活动的指标权重，以增加参合农民个体之间保障水平的可比性，具体计算过程如式（5-19）所示：

$$Z^{(n)}=\sum_{i=1}^{I}(\mu(x_i)^{(n)}\times w_i)/\sum_{i=1}^{I}w_i \tag{5-19}$$

第四节 评价方法的选择

基于前述的测量和分析可知，参合农民重大疾病保障状况的隶属度即代表参合农民重大疾病保障的保障水平，因此，关于参合农民重大疾病保障水平的评价即可认为对参合农民可行能力的功能性活动和评价指标隶属度的评价。

每一个代表参合农民重大疾病保障水平的具体指标及每一项功能性活动均有一个隶属度，取值均为 0～1，取 0 时表示状况最差，取 1 时表示状况最好。一般认为隶属度取值在

0.5 左右（即为 0.4～0.6）时，基于模糊集合理论计算的综合评价值处于平均水平（Maritinetti，2000；徐烽烽，2010）。那么，对于参合农民重大疾病保障水平的综合评价值来说，小于 0.4 时说明当前参合农民重大疾病保障水平的程度仍处于低水平阶段，即保障不足；当为 0.4～0.6 时（包含 0.4 和 0.6），说明当前参合农民重大疾病保障水平已经处于中间水平阶段，能够满足重大疾病患者的基本需求，但尚有很大的提升空间；当大于 0.6 时，说明参合农民重大疾病水平已经处于高水平阶段，但保障是否充分还需要结合与其他地区和人群保障水平的综合比较，同时也要考虑各方面的功能型状况和指标值是否均达到高水平阶段。

第五节　疾病福利损失指数

WTO（1946）关于健康的定义为"健康是一种身体上、精神上及社会关系上的全面良好状态，而不仅仅是没有疾病和不虚弱"[①]。健康指标是国内外多个组织及学者进行福利测量和评价时必不可少的关键变量，其对福利促进的重要意义得到了国内外学者的普遍认同，如 UNDP 关于 HDI 指数的测量、UN 关于幸福指数的测量、OECD 关于福利的测量、我国学者关于福利和幸福指数的测量等（吴国宝，2014）。这种影响不仅在短期内，甚至在长期的或者持续至生命终止（李静，2015）。收入和财富的减损对个体的影响并没有想象中那么重要，物质福利与快乐和健康之间仅存在弱相关性（Travers，1993）。诸多关于财富与主观福利之间的研究发现，发达国家与贫穷国家之间的主观福利差距实际非常小，特别是在中等收入国家之间、富裕和非常富裕国家之间（Diener，1995；Easterlin，2001）。WHO 亦在其发布的《2013 年世界卫生报告》[②]中明确指出，"实现健康的全民覆盖是为了更好地促进人民福利和健康"。《2015—2020 年全国医疗卫生服务体系规划纲要》和 2016 年中共中央《关于落实发展新理念加快农业现代化实现全面小康目标的若干意见》（一号文件）亦指出，医疗保险制度是增进人民福祉的重大举措，亦是全面建成小康社会的关键内容。

大量学者研究了个体健康受损对其幸福感或者生活满意度的影响，如布鲁尼（2007）在研究中指出，当个体在生活中遭遇失业或者重大伤害等情况，他的幸福值就会出现偏离，即低于原来的幸福值。再如 Virginia 等（2013）通过对世界范围人群的幸福感分析评价指出，健康是导致人们有负向幸福感的最主要原因，其中，心理不健康是造成不健康的第一位的原因，身体不健康则是第二位的原因。此外，还有一些针对特定人群的研究，如 George（1980）研究了老年人群健康状况与生活满意度之间的关系，认为在诸多影响老年人群生活满意度的因素中，健康状况是最为关键的因素。因为对于老年人来说，年龄增加身体功能会随之变差，因此健康状况成为影响其生活满意度的关键因素（Bowling，2009）。对此，我国学者亦持有同样的观点，如李敏等（2002）、唐丹等（2006）、冯黎（2009）。可见，国内外学者关于健康对个体福利影响的重要性已经形成普遍共识。

在对健康的福利效应进行分析前，首先应该清楚界定"福利"的概念。当前学者关于福利和福祉的内涵释义存在争议，部分学者认为 well-being 应该译为福祉，包含通常的福利（welfare）概念（王圣云，2011）。但大部分国内学者在应用 well-being 和 welfare 这一

---

① 资料来源：该定义写于 WTO《组织法》序言，1948 年以来未曾被修订过 www.who.int。
② 资料来源：《2013 年世界卫生报告——全民健康覆盖研究》www.who.int/zh/。

对概念时，并未做具体阐述和说明，均作"福利"翻译。研究尊崇森教授本人及诸多译作关于 well-being 的理解和释义，继续定义其为"福利"。根据福利的定义"the state of felling health and happy"[①]可知，福利是指一种状态，一种感到健康、快乐的良好状态。Des Gasper（2005）认为，关于福利内涵的界定不应简单的划定界限或局限于单一内容，应以目标为中心用"伞"的观点正确解释，以体现福利概念的多样性。

因此，本研究将由疾病引起的健康水平下降造成的福利状况恶化定义为疾病福利损失。具体来说，疾病福利损失不仅应包括因治疗疾病现金偿付的医疗费用，还应包括因疾病造成的经济收入减少、劳动能力下降、健康状况恶化和社交时间减少等多个方面，上述各个方面福利的下降均是由疾病这一根本性原因造成的。参照 Pigou（1952）关于"总福利"和"经济福利"概念的定义，同时结合森（1993）在研究中使用的福利范畴，本研究将患病个体的疾病福利损失区分为经济福利损失和非经济福利损失，其中，前者是指疾病给患病个体带来的能够与货币这种计价手段直接或间接相联系的那部分社会福利；后者则是指疾病给患病个体带来的可能导致能力下降的福利减损，如健康状况恶化、劳动能力下降等。

由前述关于参合患者疾病福利损失概念的界定可知，疾病会导致参合患者患病前后多方面功能和能力的改变，如健康状况、劳动能力、经济收入等。直接测量参合农民重大疾病保障水平是对参合农民重大疾病保障制度、对参合患者及其家庭带来的各方面影响效应的评估，这是经参合农民重大疾病保障制度补偿和修正后的一种保障水平，不能体现重大疾病对参合患者及其家庭带来的真正损失。因此，本研究在此处提出并构建了疾病福利损失指数，以测度疾病对参合患者福利状况的影响大小。如果用 L_x 表示疾病给参合患者 x 带来的福利损失，那么，其具体计算过程如式（5-20）所示：

$$L_x = 1 - \frac{F_A}{F_B} \tag{5-20}$$

其中，F_A 表示参合农民患病后的福利状况；F_B 表示参合农民患病前的福利状况。L_x 的取值为 0～1，越接近 1 说明参合患者的疾病福利损失越大，越接近于 0 说明疾病福利福利损失越小。函数 F 符合研究关于多维福利指数模型的界定，具体表达如下：

$$F = \mu\{\mu(h_{\bullet 1}),(h_{\bullet 2}),\cdots,(h_{\bullet d});\delta\} \tag{5-21}$$

本研究应用 Dervis K（2011）、周义（2014）等学者提出关于 HDI 类多维福利指数模型计算中可能存在的各维度间完全可替代的理论缺陷的改进办法，将多维福利指数计算过程中的广义算数均值函数调整为广义几何均值函数。因此，式（5-21）中 $\mu(\cdot)$ 为广义几何均值函数，δ 为各个维度的权重分布。

通过计算参合患者的疾病福利损失指数，就可以进一步了解和掌握疾病给参合患者和其家庭带来冲击的严重性，以及了解参合患者疾病福利损失的分布情况。另外，通过了解各指标的评价值，亦可以把握疾病冲击的主要方向，为政策调整提供技术支撑。

---

① 释义来自于《剑桥国际英语词典》。

第六章　重大疾病保障水平测量与适宜度评价方法的运用

第一节　调查组织与实施

一、调查对象

考虑到江苏省苏南、苏中、苏北具有比拟中国东、中、西部经济和区位差异的显著优势，且江苏省参合农民重大疾病保障制度尚未实行省级或市级统一政策，各统筹地区大病保障制度在制度设计及与其他制度的衔接上带有明显的地区特征。于是研究根据 2013 年度江苏省各地区农民人均纯收入，分别在不同经济发展水平地区（苏南、苏中、苏北）选取 2～3 个具有代表性的县（市、区）级新农合统筹地区作为样本单位，总计 7 个。其中，苏南 2 个（江阴、溧阳）、苏中 2 个（泰兴、丹徒）、苏北 3 个（高邮、大丰、涟水）。其中涟水县因为某些原因没有继续跟踪，所以实际调研样本地区共 6 个。

入户调查阶段，研究采用分层随机抽样方法获取入户调查对象。具体操作办法如下：研究在第一阶段确定的 6 个样本县（市、区）（分别为江阴、溧阳、泰兴、丹徒、高邮、大丰）的基础上，在每个样本县（市、区）随机抽取 2 个镇（乡）；然后在每个镇（乡）下面随机抽取 2～3 个行政村，最终确定 27 个行政村。由于调研对象的特征限制，且每个行政村的人数、大病发病率及经济发展水平不同，所以每个行政村的实际抽样数量有限且不完全相等，平均在 20 人左右。如果参合患者本人不在家，则由其具有完全行为能力的成年家属代为做答。

二、调查时间

根据研究设计和研究目标，本次实地调研分两个阶段进行，第一阶段自 2015 年 6 月至 2015 年 8 月，历时 3 个月；第二阶段自 2015 年 9 月至 2016 年 1 月结束，历时 5 个月。

三、调查内容及实施

第一阶段，调研组主要是对样本地区的新农合制度、重大疾病保障制度及重大疾病保障制度与医疗救助制度、民政救助制度之间的衔接情况进行整体的面上调研。尽管当前全民医保体系已经基本建立，但参合农民因重大疾病致贫、返贫的现象尤为严重。江苏省各县（市、区）虽已经按照政策规定落实了大病保障制度，但各地区均存在部分参合农民及其家庭需面临沉重的疾病经济负担现象。但着重考察各个样本地区的新农合重大疾病保障制度和农村居民大病保险制度，以及两项制度之间衔接配合。

就新农合重大疾病保障制度来说，各样本县（市、区）之间没有显著差别，只是在重大疾病覆盖病种的数量上存在一定差异。但受新农合资金的约束，城乡居民大病保险制度出台之后，有些地方的新农合重大疾病保障制度逐渐被取消，如高邮市，以保证新农合基金的安全运行；但是大部分样本地区的新农合重大疾病保障制度仍在继续运行，如溧阳、大丰等市；也有些样本县（区、市）采取的是与其他地区不同的大病保障模式（既非新农合重大疾病保障制度，也非农村居民大病保险制度），如江阴市的大病医疗救助模式。研究将在下文对上述地区的参合农民重大疾病制度作进一步的介绍。

这一阶段的调查对象主要是参合农民重大疾病保障制度主管部门的相关负责人，如各样本县（区、市）的新农合管理办公室主任和负责人、承办农村居民大病保险的商业保险公司负责人，以及该地区民政部门的主要负责人。为尽可能达到科学、丰富的数据要求，研究采用开放式问答，以小组访谈和一对一深度访谈相结合方式具体展开，小组访谈时间每次约 1.5 小时，一对一深度访谈时间每次约 1 小时。深度访谈对象主要为各统筹地区合管办主任，他们在当地新农合部门平均工作年限在 5 年以上，具有丰富的工作经验及对这项工作深刻的感悟。在受访者同意的情况下，研究者对访谈过程做了录音，并在访谈结束后根据录音和现场访谈记录对访谈资料做了整理，共得到访谈笔记 3 万余字。

第二阶段，调研组主要是进行微观层面的入户调研。根据本研究对重大疾病概念的界定，关于入户对象的选择主要参照以下两条标准：

（1）从医学角度筛选，参合患者只要罹患新农合重大疾病保障制度覆盖的 22 种重大疾病，无论其上一年（2014 年）实际现金支付的医疗费用是多少，均纳入本次入户调查的对象范围内。

（2）从费用角度筛选，参合患者只要患病当年（2014 年）实际现金支付的医疗费用超过上年家庭可支配收入的 40%，即可纳入本次入户调查的范围。但因为入户调查前，不能做到详细掌握参合患者的个人医疗费用和家庭经济收入信息，因此均以该地区的均值作为参考。具体来说，研究是以该地区 2014 年农民人均纯收入的 40%作为衡量标准，由此计算得到苏北地区的衡量标准为 5000 元、苏中地区为 6000 元、苏南地区为 9000元，医疗费用则以 2014 年全年因主要疾病实际现金支付的金额为准。

入户调查采取一对一的方式进行，由调查人员根据受访者的回答填写问卷。研究实际调查参合患者（或家属）555 人，但因为调查内容涉及令参合患者本人及其家属敏感的疾病费用、经济负担和家庭经济收入等信息，所以最后收集到的问卷存在部分信息缺失，其中有效问卷占全部问卷的 96.76%（表 6-1）。问卷内容详见附录 3。

表6-1 入户行政村确定及入户数量汇总

区域位置	调查县（区、市）	抽样乡（镇）	抽样行政村	入户调查数量（户）	占比（%）
苏南	江阴	青阳镇	青联村	18	14.77
			悟空村	20	
		临港街道	横塘村	21	
			申兴村	20	
	溧阳	戴埠镇	山口村	22	15.33
			牛场村	21	
		上黄镇	上黄村	19	
			浒西村	20	
苏中	丹徒	谷阳镇	槐荫村	21	19.63
			金河村	22	
			谷阳村	19	
		江心洲	五套村	21	
			益心村	22	
	泰兴	滨江镇	翻身村	18	17.20
			红旗村	20	
			卢研村	16	
		海陵区	陆河村	18	
			梅兴村	20	
苏北	大丰	新丰镇	裕北村	19	18.50
			群乐村	22	
			鼎丰村	20	
		刘庄镇	民主村	20	
			光荣村	18	
	高邮	八桥镇	张余村	19	14.58
			恒丰村	20	
		卸甲镇	南龙村	21	
			郭楼村	20	
总计	6	12	27	537	100

第二节　样本地区参合农民重大疾病保障制度概况

一、江阴市参合农民重大疾病保障制度概况[①]

江阴市地处苏南，连续 9 年处于全国百强县（市）第一位。2001 年 11 月 1 日，江阴市开始实施以保障农村居民大病为主的合作医疗保险。2014 年时，江阴市新农合有参合人口 65.68 万人，人均筹资标准达到 660 元，显著高于其他新农合统筹地区（表 6-2）。江阴市新农合是全国最先采取政府部门和商业保险公司（太平洋保险公司）合作的地区，具体操作中采取征收、管理和监督相分离的运作模式，具体由新农合合管办负责新农合基金的筹集，商业保险公司负责进行业务运作、费用结算和医疗审核等业务。需要注意的是，商业保险公司虽然负责经办管理，但其专管员并不是全部来自商业保险公司内部，其经办新农合业务产生的成本也不由新农合基金支付，而是由政府财政承担。新农合基金整体封闭运行。如果当年基金产生结余，则结转至下一年度，透支风险由财政负担。

表 6-2　2010～2014 年江阴市新农合参合情况

年份	参合人数	筹资总额	补偿支出	当年结余	缴费标准（人/元）			
（年）	（万人）	（万元）	（万元）	（万元）	县级财政	乡级财政	个人缴费	总计
2010	66.99	25 374.09	25 546.06	-171.97	130	110	130	370
2011	63.7	28 678.6	28 669.14	9.46	145	130	145	420
2012	62.68	32 340.77	30 001.02	2 339.75	180	170	150	500
2013	59.33	37 401.34	36 115.72	1 285.62	220	210	150	580
2014	65.68	38 918.29	36 720.24	2 198.05	260	250	150	660

注：表中数据由笔者根据《江苏统计年鉴—2014》、历年《江苏省新农合年报表》及实地调研资料整理得到。表 6-3～表 6-7 同。

与其他新农合统筹地区不同的是，江阴市并没有单独建立新农合重大疾病保障制度和农村居民大病保险制度，而是继续落实该市自 2001 年开始实施的医疗救助制度。2001 年，江阴市在建立农村合作医疗制度的同时，由财政补助 10 元/（人·年）建立了大病医疗救助制度，保障参合患者的大病医疗需求。直至今日，江阴市大病医疗救助基金仍主要由财政负担。2015 年大病医疗救助共筹集资金 5000 万元，其中财政支出 4500 元，民政部门和慈善捐赠共 500 万元。大病医疗救助主要向参合患者提供三方面的保障，一是门诊特殊病种救助，二是新农合重大疾病保障制度提出的 22 种疾病，三是大额住院医疗费用补偿。为给参合农民提供更高水平的保障，江阴市绝大部分参合农民（2015 年仅 8 人没有参加）都购买了商业保险公司推出的新农合补充医疗保险，旨在对经新农合制度和大病医疗救助制

[①] 由笔者根据江阴市卫生和计划生育委员会网站收集到的资料，以及实地调研中江阴市新农合办提供的纸质文件资料整理得到。

度报销完医疗费用负担仍沉重的参合患者提供第三次补偿。至此，江阴市已经建立了完善的由政府主导、商业保险公司运作、合管办监督管理的农村医疗保障体系，通常称为"江阴模式"，以向参合农民提供完善的医疗保障。

二、溧阳市参合农民重大疾病保障制度概况

溧阳市隶属于江苏省常州市，地处苏南，亦是江苏省经济较为发达的县（市）之一。2004 年 1 月 1 日，溧阳市根据国家指导意见开始实施以大病统筹为主的新农合制度。截至 2014 年，新农合覆盖参合人口 56.44 万人，覆盖率为 100%，人均筹资金额也由 2004 年的 40 元增长至 2014 年的 529 元（表 6-3）。2014 年新农合累计结余 4800 万元。2015 年筹资 3.29 亿元，年中已经支付 1.52 亿元。由于新农合建立之初的筹资水平比较低，并不能有效保障参合农民的大病需求。2005 年起，溧阳市新农合开始增加了对恶性肿瘤门诊放化疗和尿毒症血透析两种疾病的门诊补偿。此外，每年年底都会根据当年基金结余情况提取大病补助金，对住院医疗费用在 5000 元以上的参合对象实施大病医疗救助。

表 6-3　2010～2014 年溧阳市新农合参合情况

年份（年）	参合人数（万人）	筹资总额（万元）	补偿支出（万元）	当年结余（万元）	缴费标准（人/元）					
					省级财政	市级财政	县级财政	乡级财政	个人缴费	总计
2010	54.93	12 375.16	11 470.93	904.23	28	13	84	40	60	225
2011	54.93	15 121.66	15 224.42	-102.76	28	13	114	50	70	275
2012	54.61	17 768.32	19 005.72	-1237.4	36	13	126	70	80	325
2013	57.34	24 354.08	22 276.2	2 077.88	44	13	161	97	110	425
2014	56.44	29 853.04	28 039.68	1 813.36	96	13	188	112	120	529

根据卫生部关于执行新农合重大疾病保障政策的相关精神，溧阳市合管办自 2010 年起开始落实该项政策。覆盖病种由最初的 2 种逐步扩展到 22 种，保障范围内病种的实际报销比例为定额或者限额标准的 70%。如果实际发生不足定额或者限额标准，按实际发生的 70% 进行报销。门诊特殊大病（恶性肿瘤门诊放疗、化疗报销 70%；尿毒症、血透和肾透报销 70%）也采取按比例方式报销。为提高新农合基金的使用效率，2012 年溧阳市合管办就开始与商业保险公司计划实行大病保障政策，在不增加老百姓缴费负担的情况下，利用新农合基金结余购买大病保险。

2014 年，溧阳市开始正式实行大病保险制度，人均筹资 20 元。基于前期的精准测算，大病保险政策当年运行平稳，整体情况较好。2014 年全年溧阳市共有 53 万人参加大病保险，筹集资金 1128 万元，当年补偿支付 885 万元，结余 211 万元。溧阳市大病保险起付标准为 1.7 万元，当新农合补偿后的合规医疗费用在 1.7 万～5 万元时，大病保险再次补偿 50%；当自付在 5 万～10 万元时，大病保险再次补偿 60%；当自付大于 10 万元时，大病保险再次补偿 70%。溧阳市新农合建立之时，商业保险公司即已参与到它的经办管理中，并成立

了新农合结算管理中心，负责补偿支付和对专管员的管理。农村居民大病保险制度实施后，新农合按合同约定向商业保险公司支付运营费用，2014 年支付金额占当年大病保险筹资总额的 2.8%。合同同时指出，如果大病保险基金出现亏损，由新农合和商业保险公司各承担 50%；如果存在结余，则全部结转下年留用。

三、丹徒新区参合农民重大疾病保障制度概况

丹徒新区隶属镇江市，虽然地处苏南，但经济上处于苏中水平，因此研究将其归在苏中。2014 年，丹徒新区新农合参合人口有 22 万人，实际参合率大于 100%①。2014 年新农合人均筹资 480 元，其中农民个人缴费 160 元，各级财政补贴 320 元（表 6-4）。2014 年丹徒新区新农合全年筹集资金 10 521.79 万元，补偿支出 12 389.03 万元，新农合基金当年赤字 1867.24 万元，累计赤字 9041.29 万元。由表 6-4 可知，丹徒新区学生参加的也是新农合，但 2013 年以前，各级财政对参合人群的补偿及参合人员个人缴费依据类型不同均有差异，总的缴费金额也有差异。2013 年以后，参合农民的缴费总额与学生开始持平，其中个人缴费不足的部分由县级财政进行补充。另外，政策还规定，当年龄在女 50 周岁（含 50 周岁）以上、男 60 周岁（含 60 周岁）以上时，个人缴费减半，个人缴费不足部分由财政补足。

表 6-4　2010～2014 年丹徒新区新农合参合情况

年份（年）	参合人数（万人）	筹资总额（万元）	补偿支出（万元）	当年结余（万元）	缴费标准（人/元）				
					省级财政	市级财政	县级财政	个人缴费	总计
2010	22.42	4 687.38	6 406.45	-1 719.07	农民 36 学生 0	农民 23 学生 0	农民 91 学生 30	农民 100 学生 50	农民 250 学生 80
2011	21.83	5 553.08	8 492.66	-2 939.58	农民 30 学生 30	农民 34 学生 0	农民 136 学生 40	农民 100 学生 50	农民 300 学生 120
2012	21.45	7 574.19	8 780.91	-1 206.72	定额 700 万元	40.8	农民 163 学生 40	农民 160 学生 80	农民 400 学生 140
2013	21.74	9 566.82	11 047.21	-1 480.39	44	37	农民 199 学生 279	农民 160 学生 80	440
2014	21.92	10 521.79	12 389.03	-1 867.24	44	53	农民 223 学生 303	农民 160 学生 80	480

2010 年，丹徒新区开始实施新农合重大疾病保障制度，覆盖病种已由最初的 2 种逐步扩大至当前的 20 种，政策补偿比在 90% 以上。2014 年，丹徒新区开始实施农村居民大病保险制度。镇江市经办城乡居民大病保险的商业保险公司由市人社局统一负责招标，但与各个地区单独签订协议，协议内容三年不变。2014 年，丹徒新区农村居民大病保险实际补偿大病患者 124 人次，补偿支出 59.4 万元。相较于其他样本地区，丹徒新区大病保险补偿支出之所以较少，一方面是因为该地区参合人数明显少于其他样本地区，基本相当于其他样本地区的 1/3～1/2；另一方面是因为该地区大病保险与新农合和民政救助的衔接方式与其他样本地区不同。确切说，大病保险只有在新农合、医疗救助和慈善救助依次对符合条件的参合患者进行补偿后，才能发挥其保障大病的作用，致使实际补偿支出有限。

---

① 参合率大于 100%，即是指实际参合人口大于应参合人口。

四、大丰市参合农民重大疾病保障制度概况

大丰市在 2015 年 8 月撤销市，设立大丰区，为江苏省盐城市的下辖区。但因为本研究调研时该地区仍为市，因此此处沿用此称谓。该市地处江苏省东部沿海地区，近年经济有明显上升。截至 2014 年年底，大丰市新农合参合人口数为 48.1 万人，参合率 100%。当年新农合人均筹资 430 元，其中，各级财政补助 350 元，个人缴费 80 元。2014 年，新农合全年筹资 20 709.97 万元，补偿支出 20 555.32 万元，当年结余 154.65 万元，历史累计结余 3553.42 万元（表 6-5）。大丰市自 2012 年开始实施新农合重大疾病保障制度，截至目前共覆盖病种 22 种。但患病率相对较高的疾病只有 16 种左右，有的疾病很少发生或至今没有病例发生。加之大丰市地处苏北，经济发展水平和医疗技术水平有限，很多大病患者需到盐城市外就诊。但由于市外就诊医疗费用与大丰市根据实际经济发展水平确定的新农合限定费用之间差距较大，绝大部分转外就诊的患者回来后仅能按照普通新农合疾病报销，新农合重大疾病保障制度对参合患者的保障也有限。

表 6-5   2010～2014 年大丰市新农合参合情况

年份（年）	参合人数（万人）	筹资总额（万元）	补偿支出（万元）	当年结余（万元）	缴费标准（人/元）				
					省级财政	市级财政	县级财政	个人缴费	总计
2010	48.06	7 565.81	7348.76	217.05	75	2	48	35	160
2011	48.63	11 591.22	10 055.95	1 535.27	120	2	78	35	235
2012	47.34	14 261.64	13 074.65	1 186.99	145	2	93	60	300
2013	47.62	17 260.07	17 657.41	-397.34	170	2	118	70	360
2014	48.10	20 709.97	20 555.32	154.65	96	2	252	80	430

大丰市自 2014 年开始执行大病保险政策。大病保险起付标准为 1.2 万元，具体分三段补偿，当新农合补偿后的合规自付费用在 1.2 万～5 万元时，补偿比例为 50%；在 5 万～10 万元时，补偿比例为 60%；当合规自付费用超过 10 万元时，补偿比例为 79%。但如果参合患者没有按规定进行转诊，报销比例下浮 15%。截至 2014 年年底，农村居民大病保险实际参保 48.7 万人，人均筹资 15 元，当年筹集资金 721 万元，补偿支付 640 万元，结余 80 万元。根据规定，农村居民病保险基金结余全部结转至新农合基金。当前大丰市合管办和商业保险公司是合署办公，稽查、监督也是合署办公，但以合管办为主。

另外，合管办还成立了专门的稽查大队，进行"网间稽查"，以进行实时监控。对在盐城市外就诊的大病患者新农合逐例审核，盐城内就诊的大病患者按 20% 的比例进行抽查。如果出现收费标准、外伤或者发票异常等，商业保险公司会给予协助调查。对大病患者市外就医的监管，主要是利用商业保险公司的网络优势，它们通过返聘各医院的退休医生做住院代表，与各医院建立了良好的关系。如果发生市外审核，商业保险公司会通过其在各大医院的住院代表进行核查，收费标准为 150 元/人。市外意外伤害病例的审核（1.2 万元

以上）也是利用商业保险的这一网络优势，如各县级、乡镇的网点优势，帮助剔除违法违规人员。

五、泰兴市参合农民重大疾病保障制度概况

泰兴市是江苏省直管县三个试点之一，享有部分地级市职权。2014 年，泰兴市新农合有参合人员 78.62 万人，当年人均筹资 420 元，其中各级财政补贴 330 元，个人缴费 90 元（表6-6）。2015 年时，泰兴市新农合继续提高人均筹资标准达到 490 元，其中各级财政补贴 380 元，个人缴费 110 元。泰兴市同样自 2010 年时开始实施新农合重大疾病保障制度，截至 2014 年年底新农合重大疾病保障制度共覆盖病种 20 种。从受益情况看，20 种重大疾病的整体保障情况较好，没有起付线、封顶线，且不受目录限制。因为某些制度原因，2013 年时泰兴市并没有同其他地区一样实施农村居民大病保险政策，自 2014 年才开始实施该项政策[①]。实施当年，农村居民大病保险人均筹资 15 元，全年筹资 1200 万元，资金来源于新农合基金，没有单独缴费。2014 年新农合补偿后起付线设置 2 万元，分段补偿。当年受益人数 335 人。

表 6-6　2010~2014 年泰兴市新农合参合情况

年份（年）	参合人数（万人）	筹资总额（万元）	补偿支出（万元）	当年结余（万元）	缴费标准（人/元）			
					县级财政	乡级财政	个人缴费	总计
2010	86.42	12 963.21	12 423.70	539.51	60	60	30	150
2011	83.28	19 987.39	15 987.05	4000.35	100	100	40	240
2012	80.93	24 279.06	26 760.44	−2481.38	120	120	60	300
2013	80.05	28 391.08	28 231.38	159.70	140	140	70	350
2014	78.62	33 539.90	31 014.67	2525.23	192	138	90	420

但从该地区新农合办了解到，按病种界定重大疾病的做法在参合农民中争议较大，一方面，按病种的补偿方式特别强调疾病的诊疗路径，不符合诊疗路径的疾病皆不能进入新农合重大疾病保障的报销范围，显然限制了重大疾病保障制度的受益范围；另一方面，接受了新农合重大疾病保障制度补偿的参合患者，很少有患者能达到该地区大病保险的衡量标准，限制了一部分家庭经济收入水平较低参合患者的受益水平。因为制度之间衔接不畅，参合患者的补偿没有固定标准，如果治疗过程中发现按照新农合重大疾病保障补偿受益较少的话，参合患者可以选择不申报重大疾病病种，而是按照一般疾病流程报销。泰兴市商业保险公司 2004 年就开始参与新农合经办，经办中商业保险公司不承担任何风险。新农合也不向商业保险公司支付任何利润，仅支付用于当期经办和购买服务的费用。根据 2014 年标准，大病基金当年出资 19.6 万元（约占 2014 年大病保险基金的 1.5%）。当前，商业保险公司共派 6 人到新农合办进行合署办公，主要办理大病患者结报工作。

---

① 泰兴市 2013 年时有累计结余 7528 万元，占当年新农合筹资总额的近 40%，于是该地区 2013 年放宽村卫生室、乡镇卫生院的门诊报销比例，结果造成新农合基金累计赤字 2481 万元。进而影响了该地区农村居民大病保险工作的开展。

六、高邮市参合农民重大疾病保障制度概况

高邮市位于中国江苏省中部，隶属于地级市扬州。2014 年，高邮市城镇居民人均可支配收入 26 729 元、农民人均纯收入 14 348 元，相较上年分别增长 10%、11%。截至 2014 年年底，高邮市新农合参合人口为 63.71 万人，人均筹资 400 元，其中各级财政补助 320 元，个人缴费 80 元。2014 年全年新农合筹资 25 484 万元，补偿支出 23 934 万元，新农合基金当期结余 1550 万元，但由于 2013 年累计结余发生赤字 4104.73 万元，所以虽然 2014 年基金当期有结余，但仍旧有累计赤字 2554.73 万元（表 6-7）。2010 年按照卫生部关于实施新农合重大疾病保障制度的精神，高邮市开始落实该项政策。至 2013 年，高邮市一共实施了 16 种重大疾病。该项政策实施后，整体效果明显，除了按政策规定的 70% 的报销比例外，民政救助对象还增加 20% 的报销。在高邮市农村居民大病保险实施后，新农合重大疾病保障政策则随之取消。由于措施得当，新农合重大疾病制度停止的整个过程中，没有和患者产生矛盾。但原来执行 20 种重大疾病的人群的受益实际是下降的，大概下降 20%（由 70% 降至 50%），而执行大病保险人群的受益是上升的。

表 6-7　2010～2014 年高邮市新农合参合情况

年份（年）	参合人数（万人）	筹资总额（万元）	补偿支出（万元）	当年结余（万元）	缴费标准（人/元）					
					省级财政	市级财政	县级财政	乡级财政	个人缴费	总计
2010	62.08	9312	7575.29	1736.71	75	2	30	13	30	150
2011	61.98	15 495	13 238.27	2256.73	120	2	65	13	50	250
2012	61.81	18 543	19 253.13	−909.87	145	2	80	13	60	300
2013	63.14	22 099	31 240.02	−9141.02	170	2	95	13	70	350
2014	63.71	25 484	23 934	1550	192	2	113	13	80	400

2013 年 7 月高邮市开始实施农村居民大病保险政策，该政策具有两个特点：一是无封顶。因为能够超过最高费用的人数极少，所以该政策对基金总量实际没有多大影响。二是无报销范围。但为保障基金安全，高邮市自己制订了适当范围（该范围宽于新农合范围，窄于职工医保范围）。当年大病保险基金无超支，结余控制在 5%～8%。高邮市大病保险的筹资不同于其他地区，虽然均来自于新农合基金。由于当前本地新农合基金没有结余，还存在赤字，因此主要在第二年征缴时提高了筹资标准，但是高邮市在筹资时明确指出个人筹资的 105 元中，有 15 元用于大病保险，而后再从剩余的 90 元中提取 15 元补充到大病保险中。截至 2014 年年末，高邮市农村居民大病保险共理赔 7992 人次，赔付资金 1236.43 万元，大病保险平均补偿比例在新农合补偿的基础上提高了 10.1%，成为新农合制度的有效补充。

高邮市农村居民大病保险实行分段累进补偿，设定起付线为 1.2 万元，起付线以上至 5 万元（不含，下同）报销 50%；5 万元至 10 万元报销 55%；10 万元至 15 万元报销 60%；15 万元以上报销 65%，年度报销不封顶。自 2013 年试点初期，商业保险公司（人保财险公司）就派驻 2 名工作人员和合管办合署办公，并设立服务窗口专门办理大病保险的理赔工作。经多方努力，高邮市 2014 年开发了农村居民大病保险结算平台，实现了新农合数据和大病保险的信息交换和数据共享，实现了新农合补偿和大病保险理赔的同步进行。根据

收支平衡、保本微利的原则，高邮市将商业保险公司的盈利率（含管理成本）确定为 3.2%，大病保险基金年度纯结余转为下年度农村居民大病保险投保资金。

第三节　样本地区参合农民重大疾病保障水平测量及分析

一、样本描述

本研究以江苏省六个县（市、区）的新农合统筹地区为样本，开展了实地调研和入户访谈。在第一阶段（2015 年 6 月至 8 月）面上调研的基础上，研究结合文献收集和专家访谈结果，对入户调查问卷内容进行了进一步的修正和调整。并于 2015 年 9 月至 2016 年 1 月开展了入户调查（调查设计和样本选择内容详见第三章有关内容）。问卷全部回收后，研究采用 SPSS 20.0 软件对问卷进行了分析和整理，共获得有效问卷 537 份，占全部发放问卷的 96.76%。表 6-8 汇报了样本主要特征的描述性分析结果。

表 6-8　样本主要特征的描述性分析

项目类别		苏南		苏中		苏北		总计	
		频数（人）	比例（%）	频数（人）	比例（%）	频数（人）	比例（%）	频数（人）	比例（%）
年龄结构	0～19 岁	8	4.88	12	5.53	6	1.61	26	4.77
	20～29 岁	7	4.48	22	10.14	8	0.00	35	6.51
	30～39 岁	4	2.56	17	7.65	11	6.45	31	5.82
	40～49 岁	47	30.00	25	11.43	39	17.74	110	20.52
	50～59 岁	23	14.88	46	21.11	34	19.35	103	19.17
	60～69 岁	31	20.00	64	29.68	39	27.42	135	25.05
	70 岁及以上	36	23.20	33	15.39	28	24.19	98	18.15
性别状况	男性	72	46.00	118	54.29	96	51.61	286	53.26
	女性	84	54.00	99	45.71	68	48.39	251	46.74
教育水平	没上过学	17	10.64	31	14.29	57	24.19	104	19.44
	小学	46	29.36	99	45.71	60	38.71	205	38.21
	初中	63	40.00	50	22.86	31	24.19	143	26.63
	高中	18	11.52	31	14.29	10	8.06	59	10.98
	大学	13	8.48	6	2.86	6	4.84	25	4.74
是否户主	是	51	32.80	90	41.38	87	40.32	228	42.41
	否	105	67.20	127	58.62	77	59.68	309	57.59
婚姻状况	已婚	125	80.00	192	88.57	135	85.48	452	84.18
	未婚	31	20.00	25	11.43	29	14.52	85	15.82
总人数		156	29.05	217	40.41	164	30.54	537	100.00

由表 6-9 中参合大病患者的年龄构成可知，70%~80%的患大病患者都集中在 40 岁及以上年龄段，尤以 40~60 岁年龄段人口居多，而 0~30 岁的患病者占少数。从不同经济发展水平的地区看，苏南、苏中和苏北地区均显示出相同的变化趋势。显见，40 岁及以上人群是最容易受到大病风险冲击的。而对于农村居民来说，这个年龄段的农村居民恰恰又都是家庭的主要劳动力，因此对农村居民家庭未来的发展具有极大的破坏性。

再从性别结构特征看，男性和女性患大病的概率基本持平，但男性患病比率（53.26%）稍高于女性（46.74%）。但再从分地区的性别特征看，苏南地区男性的患大病的概率（46.00%）稍低于女性（54.00%），而苏中和苏北地区，男性患大病的概率（54.29%、51.61%）则高于女性（45.71%、48.39%）。这一特征与苏中、苏北地区的男性更多的从事重体力劳动有直接关系，长期的重体力劳动更容易给参合患者带来身体的损伤。调查同时发现，大部分农村居民尤其是平时身体健康的农村居民，很少具有健康意识或者懂得预防保健知识，致使很多重症疾病患者一旦发病就已经到了较为严重的阶段，直接降低了康复的可能。

再从教育水平看，患大病的参合农民大多为小学和初中学历，大学及以上患者人数极少，不足 5%。这与我国农村地区居民的教育水平整体偏低密切相关。再从地区分类看，整体趋势虽然相同，但在苏南地区患大病的参合农民中，高中学历的参合患者有 11.52%，大学学历的参合患者有 8.48%，而在苏中和苏北地区的大学学历患者分别仅有 2.86%、4.84%，显著低于苏南地区。也就是说，在经济发展相对较好的苏南地区，参合农民普遍受教育水平要好于苏中和苏北地区，因而也使得患大病的参合农民中高学历患者比例增加。

再从参合患者的家庭地位看，调查对象中 42.41%的患者是家中的户主，而 57.59%的患者不是家中的户主。此外，苏南、苏中和苏北地区均呈现相同的趋势。毕竟一家之中仅有一人是户主，所以户主患病的比例低于非户主的比例自然是合乎情理的。最后，从参合患者的婚姻状况看，样本地区 84.18%的参合大病患者为处于已婚和有配偶的状态，15.82%的参合大病患者为处于没有配偶的状态，他们或者是离婚、丧偶或者是未婚等。

二、初选指标体系的检验

为验证初选指标体系的科学性和代表性，本研究首先通过问卷的方式对指标的重要性进行了调查。具体来说，先是利用李克特"五值法"设计了指标重要性问卷，而后通过实地走访和邮箱去函的方式咨询了医疗保险领域的 28 位专家，以对初选指标体系的重要性进行检验。这些专家主要来自三个领域：一是专业的研究人员。这部分人员主要来自高校教师，是专门从事新农合和医疗保险研究的相关人员（10 位）。二是一线的工作人员。这部分人员主要来自于各个样本地区，是专门从事与新农合和重大疾病保障制度相关的工作人员，不但熟悉制度内容，而且与参合患者有密切联系（8 位）。三是患大病的参合农民。这部分人主要来自实地调研过程中，根据被调查者的学历水平和视野开阔程度，研究选取一定数量的参合患者作为访谈对象（10 位）[①]。上述三部分人员共同组成了指标重要性问卷

[①] 研究借鉴 Web 研究项目建立和应用的"自下而上-自上而下"相结合的指标体系建立方法，不但考虑制度建设应该重视的事项，如参合患者的疾病经济负担情况，而且"自下而上"考虑对参合患者来说什么才是最重要的（McGregor，2007）。研究通过将两种指标筛选方式相结合，建立具有代表性和适用性的评价指标体系。同时，这种指标体系的建立方式，还能在政策制定和参合患者之间建立一条对话渠道，有助于制度朝向更科学、合理的方向发展（Hall，2013）。

的访谈专家。

在整体检验中，本研究设计了参合农民重大疾病保障水平评价指标体系的重要性调查问卷，请上述专家根据经验就问卷中的各指标对参合农民重大疾病保障水平评价的重要性程度进行比较和打分，而后进行统计分析，再按照专家意见的集中程度、分散程度和变异程度对初选指标体系进行筛选和确定。根据前述提出的计算公式，研究计算得到了参合农民重大疾病保障水平评价指标重要性程度的检验表，详见表6-9。

表 6-9　参合农民重大疾病保障水平评价指标重要性程度检验表

指标体系	专家打分结果（人数）					集中程度 ($\overline{E_i}$)	离散程度 (γ_i)	变异程度 (V_i)
	极其重要（5分）	很重要（4分）	重要（3分）	一般（2分）	不重要（1分）			
新农合实际补偿比	21	7	0	0	0	4.7500	0.4410	0.0928
医疗费用负担情况	18	8	2	0	0	4.5714	0.6341	0.1387
个人经济收入情况	11	12	3	2	0	4.1429	0.8909	0.2150
家庭经济收入情况	17	9	2	0	0	4.5357	0.6372	0.1405
自评家庭经济状况	6	14	7	1	0	3.8929	0.7860	0.2019
就业情况	17	3	7	1	0	4.2857	0.9759	0.2277
劳动能力情况	14	12	2	0	0	4.4286	0.6341	0.1432
身体健康状况	21	6	1	0	0	4.7143	0.5345	0.1134
心理健康状况	16	8	3	0	0	4.4286	0.7418	0.1675
与亲朋交往情况	12	12	4	0	0	4.2857	0.7127	0.1663
交通便利性	11	10	7	0	0	4.1429	0.8034	0.1939
对医保机构服务满意度	13	13	2	0	0	4.3929	0.6289	0.1432
对医疗机构服务满意度	12	14	1	1	0	4.3214	0.7228	0.1673
公平性	20	7	1	0	0	4.6786	0.5480	0.1171
保障效果	17	10	0	1	0	4.5357	0.6929	0.1528
对医保机构的信任程度	8	13	7	0	0	4.0357	0.7445	0.1845
对医疗机构的信任程度	14	12	2	0	0	4.4286	0.6341	0.1432

表 6-9 汇报了指标重要性的检验结果。明显可见，访谈专家均认可指标对评价参合农民重大疾病保障水平的重要性。其中，17 个指标的集中程度得分均为 4~5，证明专家们在相同指标上的意见相近，指标具有较高的重要性；再看指标的离散程度得分，均大于 0.5 且接近 1，证明指标的离散程度较低，再次验证了指标的重要性。综上，研究初选的指标具有一定的科学性和代表性，指标可以进入下一步的分析。

三、功能性活动类别的确定

经过上面的分析，研究确定了初步的评价指标体系，但为了使研究结果更为科学和严谨，研究借鉴 Lelli（2001）、Roche（2008）和叶静怡（2014）采用因子分析方法确定福利指标功能性活动的做法，运用 SPSS20.0 软件对样本数据进行了降维处理。为检验样本数据量的充足性和保证样本数据适合使用因子分析方法，研究在对原始数据进行标准化处理后首先计算了样本数据的 KMO 和 Bartlett 值。由表 6-10 可见，样本数据的 KMO 值为 0.697，明显大于 0.5 且接近 0.7，认为合适做因子分析。另外，Bartlett 球形检验的 P 均为 0.000，小于 0.05，拒绝原假设。综上，研究认为样本数据适合做因子分析。

表 6-10　KMO 和 Bartlett 的检验结果

取样足够度的 Kaiser-Meyer-Olkin 度量		0.697
Bartlett 的球形度检验	近似卡方	468.543
	v	153
	P	0.000

结合特征值大小和因子累积方差贡献率，研究最终确定评价指标 17 个和公共因子 7 个，用以表征 7 种主要的功能性活动。为了对原始指标进行更为合理的解释和评价，研究采用具有 Kaiser 标准化的正交旋转法对初始因子进行了进一步的正交旋转，表 6-11 汇报了旋转后的因子载荷矩阵。

表 6-11　经正交旋转的因子载荷矩阵

指标	因子						
	1	2	3	4	5	6	7
新农合实际补偿比	0.658[*]	0.140	0.025	0.174	0.491	-0.158	-0.025
医疗费用负担情况	-0.848[*]	-0.091	0.031	-0.023	-0.214	0.088	0.046
个人经济收入情况	-0.042	0.912[*]	0.095	0.231	0.170	0.029	-0.119
家庭经济收入情况	0.027	0.845[*]	-0.101	0.178	-0.088	-0.192	-0.006
自评家庭经济状况	0.346	0.520[*]	0.414	0.102	0.349	0.129	0.261
就业情况	-0.107	0.061	-0.857[*]	0.138	0.208	0.201	-0.086
劳动能力情况	0.168	-0.117	0.780[*]	-0.341	0.029	-0.219	-0.014
身体健康状况	0.048	0.020	0.133	0.873[*]	0.086	-0.083	0.049
心理健康状况	-0.108	0.015	-0.214	-0.614[*]	0.302	-0.464	0.182
与亲朋交往情况	0.112	-0.218	0.124	-0.230	0.660[*]	0.222	0.159

续表

指标	因子						
	1	2	3	4	5	6	7
交通便利性	0.004	−0.024	0.068	0.231	0.735	0.082*	−0.307
对医保机构服务满意度	0.275	0.122	0.027	0.112	0.491	0.615*	0.053
对医疗机构服务满意度	0.199	−0.055	−0.214	0.002	0.190	0.806*	0.261
公平性	0.129	0.009	0.154	−0.217	0.343	0.203	0.670*
保障效果	0.241	0.095	0.140	−0.507	−0.078	0.336	0.586*
对医保机构的信任程度	0.033	−0.043	−0.047	0.240	0.122	−0.130	0.817*
对医疗机构的信任程度	0.095	0.063	−0.025	0.103	0.343	0.020	0.713*

注：提取方法：主成分。旋转法：具有 Kaiser 标准化的正交旋转法。*将在正文中进行详述。

　　从表 6-11 汇报的因子分析结果可以看出，因子 1 中"新农合实际补偿比"和"医疗费用负担情况"等变量具有较高的因子载荷。疾病尤其是重大疾病医疗费用极高，一般都会给家庭带来沉重的疾病经济负担（邹珺，2005）。但患者为了寻求卫生服务和获得健康，人们不得不支付可能会使他们陷入贫困的卫生服务费用，进而陷入贫困（Xu K，2003）。因此，当前学者关于医疗保险保障水平的研究大多是从经济视角出发的，因而新农合医疗补偿比和医疗费用负担比两项一直是学者们广泛关注的。需要注意的是，第一项指标新农合医疗补偿比，研究使用的是新农合实际补偿比而非政策补偿比，主要是考虑到参合大病患者诊疗过程中的很多必需药品可能不在新农合目录内，以政策补偿比作为衡量标准的话可能会放大新农合重大疾病保障的实际效果。另外，医疗费用负担比，研究借鉴 WHO 提出的灾难性卫生支出概念，以参合患者现金自付的医疗费用占家庭上年可支配收入总额的比例作为衡量家庭疾病经济负担的标准。从作用方向上看，第一个指标的作用方向为正向，而第二个指标的作用方向则为负向，与因子分析结果一致。研究将此功能性活动确定为"疾病负担状况"。

　　因子 2 中"个人经济收入情况"、"家庭经济收入情况"和"自评家庭经济状况"等三个变量的因子载荷较高，分别为 0.912、0.845 和 0.520。毋庸置疑，个人及家庭经济状况好坏将直接影响参合农民患大病后的家庭经济负担情况。由样本数据可知，70.97%参合大病患者主要依靠家庭储蓄偿付医疗费用，9.68%依靠子女支付医疗费用的患者，但其实际也来源于子女的家庭储蓄，而单纯依靠向亲友借款偿付医疗费用的家庭仅有 6.45%。可见，家庭经济状况是影响参合农民医疗费用负担的直接因素。进一步从参合患者医疗资源的使用情况看，完全依靠家庭储蓄和子女支付的参合患者中，仅有 19.2%的参合患者减少了必要的医疗服务。但在依靠亲友借款的参合患者中，有85.71%的参合患者减少了必要的医疗服务。显见，家庭经济状况将直接影响参合患者医疗资源的使用。考虑到研究是从福利视角衡量保障水平的，所以研究此处增加"自评家庭经济状况"指标以全面地评价参合患者患病后的家庭经济状况。

　　因子 3 中"就业状况"、"劳动能力"两个变量的因子载荷较高。由前述内容可知，疾病尤其是重大疾病对参合患者及其家庭最为直接的影响就是经济状况，而且这种影响是多方面的和长期的，如医疗费用支出、削弱劳动能力，甚至需要家人陪护。其中一个至关重要的方面就是对参合患者劳动行为能力和就业机会的影响。通过对样本数据的分析可知，85.29%的患病前有工作的参合农民（包含在家务农），患大病后失去工作。少数再次从事工作的大病患者，大多也是迫于家庭经济压力，被迫从事劳动。极少有参合患者的劳动能力和健康状况能够恢复到生病之前的状态。研究定义此项功能性活动为"就业状况"。

因子 4 中"身体健康状况"和"心理健康状况"两个变量的因子载荷较高。疾病是机体在内外环境和一定致病因素影响下，因稳态环境被破坏而产生的内环境紊乱和生命活动损伤（Dekker M，2004；Dercon S，2005）。也就是说，疾病会直接影响参合农民的身体健康状况。对于重症患者来说，即便是 100%得到了必需的医疗服务，参合患者也未必能恢复到患病前的身体健康状态。另外，对于参合患者及其家属来说，疾病不但会带来疾病经济负担，还会影响参合患者的劳动能力、健康状况、社会交往等多个方面，进而给参合患者及其家属带来沉重的心理负担并影响其心理健康，致使一些冲击社会道德底线的事情发生。研究分别用"参合患者自评身体健康状况"和"四周内参合患者感到心情抑郁或者沮丧的次数"作为身体健康状况和心理健康状况的代理变量。

因子 5 中"社会关系网络"变量的因子载荷较高，该变量的代理变量为"与亲朋交往情况"。通过对样本数据的统计分析可知，41.94%参合农民患大病后会减少与亲戚朋友的联系，少数是因为罹患传染性疾病不便联系的，也有因为身体变差疲于奔波的，还有少数是因为封建思想避讳交往的。32.26%的参合患者患病后与亲朋交往的次数基本持平，还有25.81%的参合患者患病后与亲朋交往的次数有所增加。可见，重大疾病对参合患者的社会交往状况具有显著影响，但其影响既有正向的，也有负向的。

因子 6 代表的功能性活动定义为"服务感知"，其中因子载荷较高的变量共有三个，分别为：就医交通的便利性、对医保机构服务满意度、对医疗机构服务满意度。由重大疾病的作用机制可知，重大疾病影响参合农民的路径和方式是多样的，相反，参合农民重大疾病保障制度作用于参合农民的路径也是多样的。一方面，重大疾病保障制度通过向参合患者提供医疗费用补偿，减轻参合患者的疾病经济负担和缓解家庭经济压力；另一方面，新农合主管部门通过医保第三方付费机制，影响医疗服务的供给和医疗资源的利用效率，进而影响参合农民获得医疗服务的水平和能力。此外，就诊交通的便利性、医保及医院工作人员服务态度也会影响参合患者的心理感受。偶有发生的医患纠纷就是由于患者在就诊过程中的不满造成的。

因子 7 中"公平性"、"大病保障效果"、"对医保机构的信任程度"和"对医疗机构的信任程度"四个指标的因子载荷较高。上述指标除了能直接反映参合患者对参合农民重大疾病保障制度保障效果的满意程度，同时还能考察未来参合农民重大疾病保障制度发展的可持续性。一般来说，越是能被保障对象接受、认可和信任的重大疾病保障制度其实现可持续发展的可能性就越大。研究将这一功能性活动定义为"心理认同"，主要考察制度的可持续性。

综上，本研究通过因子分析方法共得到描述参合农民重大疾病保障水平的 7 项功能性活动，分别为疾病经济负担、家庭经济状况、就业状况、健康状况、社会关系网络、服务感知和心理认同等。各项功能性活动包含的指标变量、变量取值范围和变量类型描述详见

表 6-12。

表 6-12　参合农民重大疾病保障水平评价指标描述

功能性活动	变量名称	变量取值	Min	Max	变量类型	作用方向
疾病经济负担	新农合实际补偿比	实际值	0	1	C	正向
	医疗费用负担情况	实际值	0	10	C	负向
家庭经济状况	个人经济收入情况	实际值	该地区低收入户人均可支配收入	该地区高收入人均可支配收入	C	正向
	家庭经济收入情况	实际值	该地区低收入户家庭可支配收入	该地区高收入家庭可支配收入	C	正向
	自评家庭经济状况	依经济状况取值，从1至5；	1	5	D	正向
就业状况	就业情况	患病有工作1，无工作0	—	—	V	—
	劳动能力情况	依劳动能力取值，从1至5；	1	5	D	正向
健康状况	身体健康状况	依健康程度取值，从1至5；	1	5	D	正向
	心理健康状况	依健康程度取值，从1至5；	5	1	D	负向
社会关系网络	与亲朋交往情况	依交往频率取值，从1至5；	1	5	D	正向
服务感知	交通便利性	依便利程度取值，从1至5；	1	5	D	正向
	对医保机构服务满意度	依满意程度取值，从1至5；	1	5	D	正向
	对医疗机构服务满意度	依满意程度取值，从1至5；	1	5	D	正向
心理认同	公平性	依公平程度取值，从1至5；	1	5	D	正向
	保障效果	依效果好坏取值，从1至5；	1	5	D	正向
	对医保机构的信任程度	依信任程度取值，从1至5；	1	5	D	正向
	对医疗机构的信任程度	依信任程度取值，从1至5；	1	5	D	正向

注：表中变量类型 C 表示连续型变量，D 表示虚拟定性变量，V 表示虚拟二分变量。为使计算过程符合数学意义，研究将数值 1 和 0 分别改写为 0.999 和 0.001。

四、参合农民重大疾病保障水平测量结果分析及适宜度评价

在确定了功能性活动分类和具体的评价指标后，研究根据模糊评价方法研究测度了 2014 年样本地区参合农民重大疾病保障水平的模糊评价值，表 6-13 汇报了样本地区参合农民重大疾病保障水平总的模糊评价值，以及各项功能性活动及其包含的所有具体指标的评价值。显见，2014 年样本地区参合农民重大疾病保障水平的评价值为 0.3278，低于 0.4，处于低水平阶段。也就是说，当前样本地区参合农民重大疾病保障水平仍处于低水平范围，满足不了大病患者的需求，需要进一步提高和改善。从具体的功能性活动和分项指标的评

价值看：

（1）参合患者在"疾病经济负担"方面保障水平仍然偏低：2014 年时该项功能性活动的得分为 0.3607，处于低水平范围，也就是说当前参合患者的疾病经济负担仍然沉重。再从具体的分项指标看，第一项指标"新农合实际补偿比"的隶属度值为 0.5034，处于中间水平范围。由该项指标的指标含义可知，新农合实际补偿比代表新农合和重大疾病保障政策两者对参合患者的医疗费用补偿比。根据 WHO 的报告可知，当医疗补偿比例达到 85%时，才能避免发生因病致贫。可见，未来这一指标仍有较大提升的空间。第二项指标"医疗费用负担情况"的隶属度为 0.2585，显著低于中间水平范围。也就是说，参合患者全年现金自付医疗费用占家庭全年经济收入的比值仍然偏高，显著增加了参合患者的疾病经济负担。

进一步通过对样本数据的分析可知，45.16%的被调查参合患者重大疾病保障的实际补偿比低于 50%（不含 50%），14.52%的参合患者实际补偿比处于 50%～60%（不含 60%），17.74%的参合患者实际补偿比处于 60%～70%（不含 70%），仅有 22.58%的参合患者实际补偿比超过 70%，且大部分处于 70%～80%。如果以样本数据 68 413.24 元的平均医疗费用计算，那么有近 50%的参合患者的自付医疗费用将超过 3.4 万元。同时可得，样本数据同年家庭年均可支配收入为 69 819.23 元，如果以灾难性卫生支出 40%的标准进行衡量的话，这些家庭均有发生灾难性卫生支出的可能。因此，参合患者的疾病经济负担仍然沉重。

表 6-13　参合农民重大疾病保障水平模糊评价值

功能性活动	隶属度	权重	具体指标	隶属度	权重
疾病经济负担	0.3607	1.6650	新农合实际补偿比	0.5034	1.4095
			医疗费用负担情况	0.2585	1.9667
家庭经济状况	0.3204	1.7666	患病后个人经济收入	0.1518	2.5666
			患病后家庭经济收入	0.5768	1.3166
			自评家庭经济状况	0.3790	1.6243
就业状况	0.2927	3.2852	工作情况	0.2968	3.2146
			患病后劳动能力	0.1887	3.3575
健康状况	0.2262	2.1027	身体健康状况	0.1048	3.0884
			心理健康状况	0.4879	1.4316
社会关系网络	0.4395	1.5084	与亲朋交往情况	0.4395	1.5084
服务感知	0.6556	1.2350	交通便利性	0.5968	1.2945
			对医保机构服务满意度	0.7097	1.1871
			对医疗机构服务满意度	0.6653	1.2260
心理评价	0.6202	1.2698	公平性	0.5645	1.3310
			保障效果	0.5484	1.3504
			对医保机构的信任程度	0.6734	1.2186
			对医护人员的信任程度	0.7097	1.1871
参合农民重大疾病保障水平			0.3278		

（2）参合患者个人收入偏低是影响"家庭经济负担"评价结果的关键：样本地区参合农民在功能性活动——"家庭经济状况"方面的模糊评价值为0.3204，同样处于低水平范围，即患病后参合患者个人及家庭经济状况较差。从其包含的各项指标的评价值看，患病后个人经济收入指标的隶属度为0.1518，明显处于低水平范围；而患病后参合患者家庭经济收入指标的隶属度则为0.5768，处于中间水平范围。可见，重大疾病对参合患者本身经济收入的影响显著大于对家庭经济的影响。调研中发现，个人经济收入指标的评价值之所以偏低，还有部分原因是由于农村养老保险覆盖率偏低，绝大多数老年人都没有经济收入来源，加之农村居民的食物需求很大程度是自给自足的，致使参合患者这一指标的评价值更低。

另外，由家庭经济收入指标的隶属度值可见，对于超过半数的家庭来说，大病保障制度补偿后的经济负担是在其家庭可承受范围之内的，所以这项指标值处于中间水平范围。根据调研可知，与患病前的家庭经济状况相比，4.84%的参合患者患病后家庭经济状况是持平的，47.62%的参合患者患病后的家庭经济状况稍有下降。结合参合患者患病后的自评家庭经济状况指标的隶属度值可知，近半数参合患者家庭的经济状况低于平均水平，至少从参合患者的角度来看，重大疾病是显著影响着他们的经济生活的。

（3）参合患者在"就业状况"方面的指标值均较低：样本地区参合农民"就业状况"方面的保障水平值为0.2927，不但显著低于中间水平范围，而且低于其他大多数功能性活动的评价，足以说明重大疾病对参合患者就业状况影响的显著性。再看其包含的具体指标的评价值，其中，工作情况指标的隶属度为0.2968，劳动能力指标的隶属度为0.1887。前者显示出，绝大多数参合农民患病后都处于无业状态。但因为这其中包含部分年龄较大本身就已不具备就业能力的参合农民，所以评价值相较正常水平可能略低。敏感性分析进一步证实了研究的上述结论，但其结果不影响研究结论[①]。参合患者自评劳动能力状况指标则进一步证实了重大疾病对参合患者就业能力的影响，相较前者该指标相对更为精确。通过对样本数据的分析可知，93.55%的参合患者患病劳动能力会相较患病前下降，显著下降的高达70.97%。参合患者患病后工作状况指标的隶属度高于其劳动能力指标的隶属度，可能因为部分参合患者为家庭主要劳动力，迫于生计需要，从事一些简单劳动和工作，使得前项指标的隶属度值略高于后项指标的隶属度值。

（4）参合患者身体健康状况指标评分最低：样本地区参合农民"健康状况"方面的保障水平值为0.2262，与就业状况的隶属度值基本相当，但同样显著低于中间水平范围和参合患者在其他功能性活动方面的隶属度值。其中，身体健康状况指标的隶属度值为0.1048，心理健康状况指标的隶属度值为0.4879。可见，疾病对参合患者身体健康的损伤是最为直接和长远的。通过对调研数据的分析可知，仅有3.23%的参合患者患病后相比患病前的健康状况是基本持平的，剩下97%左右的参合患者的身体健康状况都是下降的。其中，有61.29%的参合患者的身体健康状况是明显下降的，致使该项指标的隶属度值不足0.1。再从参合患者的心理健康状况数据看，仅有7.58%的参合患者近四周几乎没有感到心情沮丧或抑郁，而四周内偶尔、有时、经常和每天会感到心情沮丧或者抑郁的参合患者比例分别为25.81%、27.42%、30.65%和8.54%。

（5）参合患者"社会交往网络"方面的保障水平处于中间水平：样本地区参合农民在

---

① 研究为突出疾病对参合农民工作情况的影响，以患病前有工作患病后无工作的参合患者为参照，对隶属度计算进行了敏感性分析，结果显示，调整后的隶属度值为0.3323，虽然高于当前值0.2968，但并未改变研究结论。

"社会交往网络"方面保障水平的评价值为0.4395，已经处于中间水平范围。因其仅包含一项指标，所以指标的隶属度和功能性活动的隶属度值和权重值均相同。调研中发现，重大疾病对参合患者的影响是多样的，部分参合患者因为受身体健康状况、地区风俗习惯或家庭经济水平等因素的制约，患病后与亲戚朋友的联系会有一定程度的减少。但也有部分患者，因为患病增加了与亲朋之间的联系，或者因为有了更多的休息时间，或者因为需要亲属的关心照顾等。数据显示，近半数参合患者患病后与亲朋之间的关系与患病前基本相同，而有超过30%的参合患者患病后减少了亲朋之间的联系。

（6）参合患者对参合农民重大疾病保障相关服务满意度较高：样本地区参合农民"服务感知"方面的保障水平值为0.6556，高于中间范围水平的0.4～0.6，已经进入高水平范围，即说明参合患者对就医过程中接受的各种服务基本满意。具体来说，该项功能性活动包含交通便利性、对医保机构服务满意度、对医疗机构服务满意度三项指标，评价值依次为0.5968、0.7097、0.6653。除交通便利性指标的隶属度略低于0.6外，其他两项指标的隶属度值已经进入高水平范围，且对医保机构提供诸如费用报销、咨询等服务的满意度最高。交通便利性指标的评价值之所以偏低，很大程度上是因为大病患者所患疾病，一般难以在其居住地的基层医疗机构甚至县级医院进行治疗，亦会影响到参合患者的疾病治疗及家庭给予照顾的程度。

但随着城乡交通日益畅通，大病患者一般通过一次乘车就可以到达就诊医院，所以整体满意度已经进入中间水平范围。样本数据显示，仅有12.9%的参合患者认为大病治疗过程中交通是不便利和极不便利的。第二项"医保机构服务满意度"指标主要用于考察参合患者对医保机构工作人员向其提供的费用报销和咨询服务的满意程度。如参合患者是否能够进入新农合重大疾病保障制度的补偿，即需要先到新农合主管部门进行审核；再如大病保险政策的二次补偿，很多地方还做不到即时结算，参合患者最后也需到商保机构的工作地点进行现场报销。上述服务都会影响参合患者对医疗服务机构服务满意度的评价，根据样本数据可知，仅有1.61%的参合患者对医保机构提供的服务表示非常不满意，表示比较不满意和一般的分别有9.68%和20.97%，超过60%的参合患者都是表示比较满意和非常满意的。同样，对医疗机构提供服务的满意程度，6.45%的参合患者表示比较不满意，17.74%的参合患者表示一般，而表示比较满意和非常满意的参合患者占比分别为61.29%和14.52%。从满意度占比上可以看出，参合患者对医疗机构的总体满意程度要高于对医保机构的总体满意度。

（7）参合患者对重大疾病保障的公平性和保障效果比较满意：样本地区参合农民"心理认同"方面的保障水平值为0.6202，略高于中间范围水平，即参合患者对医疗保障制度整体满意。再从其分项指标看，参合患者对重大疾病保障制度的公平性、保障效果、对医保机构的信任程度和对医疗机构的信任程度的评价值分别为0.5645、0.5484、0.6734和0.7097。可见，参合患者对重大疾病保障制度提供保障的公平性和保障效果整体满意度较高。但在对医保机构和医疗机构的信任程度方面的评价只仍处于中间水平范围。为什么参合患者对制度公平性和保障效果的评价值要高于对医疗机构和医保机构信任程度的评价值呢？部分学者的前期研究成果显示，农村居民的幸福感要高于城镇居民的，很大程度上是与农村居民的欲望相对更低，更容易得到满足有关。但受社会现实中偶有发生的医患纠纷、因病致贫现象，参合患者对医疗机构和医保机构的信心仍有不足。根据样本数据可知，4.84%

的参合患者对医保机构是持较不满意态度的，持一般、比较满意和非常满意态度的占比依次为 29.03%、58.06% 和 8.06%。而对医疗机构来说，持上述态度的参合患者占比则依次为 5.19%、16.13%、69.35% 和 7.73%。可见，参合患者对医疗机构的信任程度稍高于对医保机构的信任程度。

为了更为详细地了解样本地区参合患者的福利状况分布，研究在表 6-14 中汇报了参合患者个体重大疾病保障水平评价值的具体分布。如图 6-1 所示，样本地区所有参合患者的重大疾病保障水平评价值均处于 0.6 及以下水平范围。其中，有 56.45% 的参合农民重大疾病保障水平处于低水平范围（0.0000～0.4000），43.55% 的参合农民重大疾病保障水平处于低水平范围（0.4001～0.6000）。也就是说，样本地区超过半数的参合患者重大疾病保障水平仍然较低，甚至还有 6.45% 的参合农民重大疾病保障水平处于最低水平范围（0.0000～0.1000），1.61% 和 9.68% 的参合患者重大疾病保障水平处于 0.1001～0.2000 和 0.2001～0.3000 区间范围之内。可见，当前样本地区仍有很大部分参合患者重大疾病保障水平仍处于低水平范围，未来还有很大的提升空间。

表 6-14　样本地区参合农民重大疾病保障水平的评价值分布

隶属度	0.0000～0.1000	0.1001～0.2000	0.2001～0.3000	0.3001～0.4000	0.4001～0.5000	0.5001～0.6000	0.6001 以上
农户数量（户）	39	10	58	231	202	58	—
农户比例（%）	6.45	1.61	9.68	38.71	33.87	9.68	—

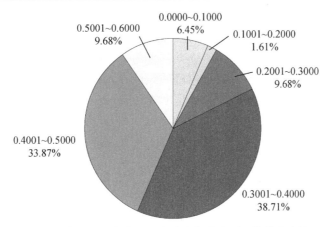

图 6-1　样本地区参合农民重大疾病保障水平评价值分布情况

第四节　样本地区参合农民重大疾病保障水平扩展分析

一、转换因素的确定

由传统的福利经济学理论可知，学者广泛将商品或者资源本身当作福利进行评估。但实际上，商品或者资源本身并不是福利，它们只有通过影响人们的可行能力才能进而影响人们的福利状况。但对于不同特征或者不同环境的个体，商品或者资源转换成福利的效率和水平也是不同的。比如，在医疗服务的供给过程中，虽然均为相同病重程度的癌症患者，且给予相同的治疗手段和关怀，但可能因为年龄差异（如一个患者 30 岁，一个 80 岁），直接影响了二者的康复程度和治疗效果。再比如，相对苏北经济发展水平较差的地域，给予苏南地区参合患者相同比例的新农合补偿，但苏南参合患者的家庭经济压力明显小于苏北地区的参合患者，重大疾病保障水平则相较更高。上述的诸如年龄、地区等因素，即可称作转换因素（conversion factors）。在森的研究中，转换因素一直被赋予极高的重视程度。

森在研究中指出，收入和商品可以看作是福利的物质基础，但个体如何运用给定的商品或者收入，关键取决于一系列个人的、社会的特定具体环境（Robert E，1987；Sen，2002）。对于造成实际收入与个体运用收入而达到的处境即个体的福利和自由之间的差异，至少有五个原因：①个人的异质性。相同的收入水平会给不同体质特征的人带来不同的福利效果，如一个生病的人可能仅够支付医疗费用，而一个健康的人可能用于提高生活质量。但是这种处境劣势所需要的补偿因人而异，而且有些处境劣势即使给予转移收入也不可能被充分矫正。②环境差异。环境条件的差异也会影响个体从一定收入水平中获得的享受，如寒冷地带的"穷人"会有取暖和衣着的要求，但在温暖地带的"穷人"则没有这方面的需求。污染、环境等问题的作用也是相似的。③社会氛围差异。个人收入和商品转化为生活质量还会受到社会条件的影响，如特定地区的公共教育、卫生的安排等。此外，社群关系也是其中一个重要的因素。④阶层差异。诸多学者将这一内容解释成"人际关系差异"（高进云，2008），但森在此处想表达的主要是不同社会的人群之间的差异，而非同一社会中不同人之间的差异（Runciman W G，1966；Peter T，1979）。⑤家庭内部分配差异。家庭中一个人或多个人的经济收入常被家庭中所有人共同使用，在中国家庭这种观念更为强烈。家庭中某一个个体的福利和自由主要取决于家庭的经济收入是如何在不同家庭成员之间进行分配的，分配规则主要有性别、年龄、重要程度等（Irene T，1990）。

研究根据数据信息和研究需要，主要考虑以下两方面的转换因素，分别为个体特征差异、外部环境差异和社会氛围差异。其中，个人特征差异部分主要考察参合患者的性别、教育状况和家庭地位等方面的差异对参合农民重大疾病保障水平的影响；外部环境差异则主要考察地区因素的影响。具体来说：

1.个体特征差异

参合患者的个人特征与重大疾病保障水平具有紧密联系。常见的个人特征主要有性别、年龄、教育状况、婚姻状况、是否是户主等。一般而言，男性的身体素质会好于女性，因此其抗病能力一般会好于女性。年龄大小也会影响参合患者的身体健康状况，大量研究显示，高年龄人口的医疗消费显著高于低年龄人口。教育水平高低亦是影响一个人健康水平的重要因素，同时，教育水平高低还直接影响着参合患者的个人及家庭经济收入水平、健康意识等。一般来讲，教育水平越高，参合农民的健康意识越强，参合患者获得经济收入的能力越强，应对大病风险的能力也就越强；此外，参合患者的婚姻状况和是否是户主等因素也会影响参合患者的重大疾病保障水平。有配偶的参合患者一般能受到相比没有配偶的参合患者更好的照顾，应对大病风险的能力和主动性也会强于没有配偶的参合患者。而是否是户主也将同样影响参合患者接受的医疗服务的多少和家庭经济收入情况，一般来讲，在农村户主都是家庭的主要劳动力，因而户主一般会得到家庭更多的关心和照顾。但同时因为他是户主和家庭的主要劳动力，其患病后对家庭经济收入的影响则更为显著。

2.外部环境差异

本研究在此处考察的转换因素主要指参合患者的地区分布，即苏南、苏中和苏北。因为不同区域的经济发展水平差异较大，不同区域的参合患者拥有的获得必要医疗服务的机会就不同。一般来讲，经济发展水平越高的地区，医疗技术发展水平也会越高，参合患者获得更好治疗的机会也就越多。同时，经济发展水平越高的地区，交通的便利性也会越好。根据距离衰减原理可知，地理客体之间的距离越远，相互之间的影响程度就越小（吴殿廷，2003），从而提高参合农民的重大疾病保障水平。

二、基于个体特征差异的参合农民重大疾病保障水平分析

根据上述分析，本研究测算了不同个体特征下参合农民重大疾病保障水平的模糊评价值。根据样本数据，本研究主要分析了性别、家庭地位和学历水平等因素对参合患者重大疾病保障水平评价值的影响。具体分析如下：

1.不同性别参合农民重大疾病保障水平分析

表 6-15 汇报了不同性别参合农民重大疾病保障水平的模糊评价值，从结果可以看出，男性和女性参合农民重大疾病保障水平的评价值分别为 0.3205 和 0.3319，女性参合患者的评价值略高于男性，但两者的评价值均低于中间水平范围。相比样本地区参合农民整体的重大疾病保障水平评价值（0.3278）来说，女性参合患者的评价值略高于参合农民整体的评价值，而男性评价值则略低于整体。通过比较男性和女性参合患者各项功能性活动评价值的大小可以看出，男性参合患者在家庭经济状况、就业状况和服务感知等三个方面的评价值高于女性参合患者；而女性参合患者则在疾病经济状况、健康状况、社会关系网络和心理认同等四个方面的评价值高于男性参合患者（图 6-2）。

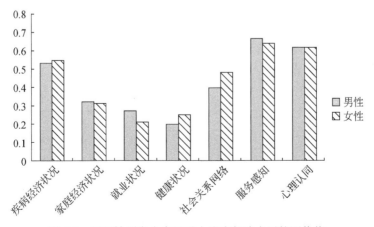

图 6-2 不同性别参合农民重大疾病保障水平的评价值

经测算，男性参合患者在疾病经济状况方面的评价值为 0.5337，而女性参合患者的评价值则为 0.5484，男性略低于女性，但差距仅为 0.0147，且二者均处于中等水平范围。可见，重大疾病保障制度对参合患者的补偿，仅与报销目录有关，而与参合患者的性别无关。再看该项功能性活动包含的具体指标，新农合实际补偿比和医疗费用负担情况两项指标的得分也基本相当。说明不分男女，新农合重大疾病保障制度在向参合患者提供经济补偿方面的作用相当，且家庭在支撑参合患者就医方面的作用也基本相同。

再看家庭经济状况和就业状况两项功能性活动，男性参合患者的评价值均高于女性。在农村地区，男性一般都是家庭的主要劳动力，男性患病一般会对家庭造成较为严重的冲击，进而导致男性参合患者在家庭经济收入指标方面的评价值（0.4460）低于女性（0.5030）。调查中还发现，因为绝大多数农村居民家庭都缺少稳定的经济来源，失去工作即意味着失去经济来源，所以很多男性患者身体一旦恢复，就会尽快投入到工作和劳动中去，以减轻家庭经济负担。参合患者患病后的工作情况指标进一步验证了上述研究结论，男性参合患者在工作情况方面的评价值（0.3625）明显高于女性（0.2333）。

如前所述，农村地区男性参合患者一般都是家中的主要劳动力和经济支柱，需要从事大量的体力劳动。调研中发现，农村居民尤其是男性如果罹患疾病，除非是重症疾病，一般很少会中止劳动去就医，很多大病患者一经发现时就已经是疾病晚期，严重影响了参合患者的身体健康的治疗效果，所以男性参合患者在身体健康状况指标上的评价值（0.0859）低于女性患者（0.1250）是可以理解的。同时，男性作为家中的主要经济来源，需要承担子女教育、人情往来、必需品消费等多方面支出。丧失经济来源必然影响其本身和家庭成员的生活质量，进而增加其心理压力，影响心理健康水平。因此，男性参合患者在心理健康状况指标上的评价值（0.4688）也低于女性参合患者（0.5083），但二者均已进入中间水平范围。

再看不同性别参合患者在其他功能性活动方面的评价值，男性参合患者除了在服务感知方面的得分略高于女性参合患者，在社会关系网络和心理认同方面的评价值均低于女性。首先，关于社会关系网络方面。女性参合患者的评价值（0.4833）明显高于男性参合患者（0.3984），即说明女性患者与亲朋之间来往的密切程度要高于男性，这一现象是符合常识的。其次，关于服务感知方面。男性参合患者在该项功能性活动及其包含的三项具体指标上的评价值均高于女性参合患者，且基本都已进入到高水平范围。一方面说明参合患者对当前就医过程的满意度整体较高；另一方面也说明男性参合患者的接受力比女性更好。最后，关于心理认同方面：女性参合患者的心理认同得分略高于男性，但总体看，两者得分基本相当。女性参合患者除对医护人员的信任程度评价值略低于男性之外，其他各项指标的评价值均高于男性参合患者（表 6-15）。

表 6-15　不同性别参合农民重大疾病保障水平的评价值

项目	男性		女性	
	隶属度	权重	隶属度	权重
1. 疾病经济状况	0.5337	1.3688	0.5484	2.3038
新农合实际补偿比	0.5025	1.4106	0.5042	1.4083
医疗费用负担情况	0.5669	1.3282	0.5704	1.7689
2. 家庭经济状况	0.3237	1.7577	0.3148	1.7824
患病后个人经济收入	0.2414	2.6595	0.1629	2.4775

续表

项目	男性		女性	
	隶属度	权重	隶属度	权重
患病后家庭经济收入	0.4460	1.2441	0.5030	1.4099
自评家庭经济状况	0.3750	1.6330	0.3833	1.6151
3. 就业状况	0.2733	3.6939	0.2106	3.0075
工作情况	0.3625	2.8824	0.2333	2.7386
劳动能力	0.0859	3.4112	0.0917	3.3029
4. 健康状况	0.2007	2.2321	0.2521	1.9918
身体健康状况	0.0859	3.4112	0.1250	2.8284
心理健康状况	0.4688	1.4606	0.5083	1.4026
5. 社会关系网络	0.3984	1.5842	0.4833	1.4384
与亲朋交往情况	0.3984	1.5842	0.4833	1.4384
6. 服务感知	0.6683	1.2232	0.6417	1.2483
交通便利性	0.6250	1.2649	0.5667	1.3284
对医保机构服务满意度	0.7109	1.1860	0.7083	1.1882
对医疗机构服务满意度	0.6719	1.2200	0.6583	1.2325
7. 心理认同	0.6189	1.2711	0.6213	1.2687
公平性	0.5512	1.6607	0.5750	1.3188
保障效果	0.5047	1.3427	0.5417	1.3587
对医保机构的信任程度	0.6563	1.2344	0.6693	1.1814
对医护人员的信任程度	0.7266	1.1732	0.6917	1.2024
参合农民重大疾病保障水平	0.3205		0.3319	

2.不同家庭地位参合农民重大疾病保障水平分析

当前家庭中存在的户主身份，根本上是由古代的家长权利演变而来的。户主是名义的一家之主，曾经基本都是男性，主要行使对家庭日常事务的管理、惩戒等权利。随着社会的发展，当前也有很多女性成为家庭户主。调研发现，在我国农村地区，当前绝大部分户主仍为男性。样本数据显示，参合患者本人是户主的调查对象中，男性占比超过96%，而女性占比仅占不足4%；调查对象是非户主的参合患者，其中男性占比约21.6%，而女性占比超过3/4。加之农村男性一般都是家中的主要劳动力，占据核心地位，因此研究试图从家庭地位角度考察其对参合农民重大疾病保障水平的影响。表6-16汇报了不同家庭地位参合农民重大疾病保障水平的模糊评价值。经测算，户主和非户主参合农民重大疾病保障水平的模糊评价值分别为0.2976和0.3441，即户主的重大疾病保障水平低于非户主的保障水平，而且这均低于中间水平范围。

由图6-3所示，本人是户主的参合农民重大疾病保障水平在疾病经济状况、健康状况、服务感知和心理认同等四项功能性活动上的模糊评价值略高于本人是非户主的参合患者，而在家庭经济状况、就业状况和社会关系网络三方面略低于本人是非户主的参合患者。

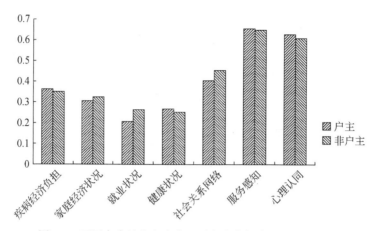

图 6-3 不同家庭地位参合农民重大疾病保障水平的评价值

进一步，通过具体观察参合患者重大疾病保障水平的功能性活动和分项指标的评价值可以发现：

（1）户主与非户主参合患者在疾病经济状况方面的评价值均处在中间水平范围，且户主的评价值（0.5602）略高于非户主（0.5378）。直接影响其的分项指标为医疗费用负担情况，即参合患者是户主的家庭医疗费用负担要重于参合患者不是户主的家庭。一方面，户主都是为家庭发展做出过巨大贡献的，因此家庭在救治户主过程中投入的资源更丰富；另一方面，一般来讲，户主患病都会减少家中的经济收入，因而也可能相对增加家庭的医疗费用负担。

（2）户主在家庭经济状况方面的评价值低于非户主的参合患者，但在就业状况方面的评价值却高于非户主的参合患者。其原因与参合患者是男性的情况基本一致。因为户主一般是男性，所以户主患病后其个人经济收入和家庭经济收入都会受到直接影响。而男性参合患者大多曾经从事的都是重体力劳动，因此其劳动能力下降的程度会显著大于非户主。但为了维持家庭的生活，很多户主身体恢复到一定程度都会积极地寻找新的工作机会和从事劳动，包括在家务农，因此，该户主在就业情况方面的评价值高于非户。

（3）户主在健康状况方面的评价值高于非户主。这主要是受心理健康状况指标的影响。从身体健康程度看，户主的自评健康状况一般不如非户主，但其心理健康状况相对好于非户主，这可能是户主在接受治疗的过程中受到了家庭成员更多的关心，因而其心理健康状况相对较好，因此健康状况的评价值也略高于非户主。

（4）户主在社会关系网络方面的评价值低于非户主。也就是说，参合患者是户主的家庭与亲朋之间的联系的密切程度要低于非户主家庭。研究在调研走访中了解到，农村地区虽然一般是男性管理家中的大小事宜，但是在与亲朋好友的联系中，却一般不及女性，所以户主在此功能性状况上的评价值略低于非户主。

（5）在服务感知和心理认同方面，无论是否是户主，其功能性状况和分项指标的评价值均基本处于高水平范围。而且，参合患者本身是户主的评价值均要略高于非户主，但二者的评价值差距很小，前者仅为0.005，后者为0.0194。从各功能性活动包含的分项指标的评价值亦可以看出，户主和非户主之间的差距较小（表6-16）。

表 6-16　不同家庭地位参合农民重大疾病保障水平模糊评价值

项目	户主		非户主	
	隶属度	权重	隶属度	权重
1. 疾病经济状况	0.5602	1.6550	0.5378	1.6719
新农合实际补偿比	0.5029	1.4102	0.5037	1.4090
医疗费用负担情况	0.5651	1.9423	0.5541	1.9838
2. 家庭经济状况	0.3088	1.7996	0.3281	1.7459
患病后个人经济收入	0.1394	2.6781	0.1602	2.4987
患病后家庭经济收入	0.5623	1.3336	0.5867	1.3055
自评家庭经济状况	0.3800	1.6222	0.3784	1.6257
3. 就业状况	0.1893	3.7992	0.1681	3.0414
工作情况	0.1931	3.5355	0.1552	3.2223
劳动能力	0.1709	4.0825	0.1724	2.8091
4. 健康状况	0.2715	2.4150	0.2564	1.9749
身体健康状况	0.0600	4.0825	0.1351	2.7203
心理健康状况	0.4900	1.4286	0.4865	1.4337
5. 社会关系网络	0.4100	1.5617	0.4595	1.4753
与亲朋交往情况	0.4100	1.5617	0.4595	1.4753
6. 服务感知	0.6585	1.2323	0.6535	1.2370
交通便利性	0.6012	1.2910	0.5946	1.2968
对医保机构服务满意度	0.6998	1.1952	0.7162	1.1816
对医疗机构服务满意度	0.6811	1.2127	0.6554	1.2352
7. 心理认同	0.6317	1.2586	0.6123	1.2779
公平性	0.5437	1.3484	0.5743	1.3195
保障效果	0.5526	1.1236	0.5473	1.3517
对医保机构的信任程度	0.6988	1.1952	0.6554	1.2352
对医护人员的信任程度	0.7712	1.1547	0.6824	1.2105
参合农民重大疾病保障水平	0.2976		0.3441	

3.不同学历水平参合农民重大疾病保障水平分析

表 6-17 汇报了不同学历水平参合农民重大疾病保障水平的模糊评价值，没上过学、小学、初中、高中和大学学历的参合农民重大疾病保障水平的模糊评价值依次为 0.3259、0.3487、0.3766、0.3678 和 0.3751。比较而言，初中以下学历的参合患者的重大疾病保障水平小于初中及以上学历参合患者重大疾病的保障水平，即学历水平越高的参合患者重大疾病保障水平亦会不断增加，尽管可能存在波动，如初中学历参合患者的重大疾病保障水平（0.3766）略高于高中学历参合患者（0.3678）。

具体到功能性活动，明显可见学历水平越高的参合患者疾病经济负担状况和家庭经济状况的福利水平越高。但是，大学学历参合患者在疾病经济负担方面的评价值反而有所下降，这主要是受这类人群医疗费用负担指标较高的影响。如图 6-4 所示，参合患者在家庭经济状况方面的评价值随学历水平的升高呈现明显的上升趋势，而在其他方面功能性活动的评价值上并没有呈现明显的变化趋势。再具体到分项指标，显见高学历水平的参合患者在医疗费用负担情况、患病后个人经济收入和家庭经济收入情况、心理健康状况等指标上的隶属度要显著高于低学历参合患者。在劳动能力、身体健康状况和与朋友交往等指标上的隶属度，不同学历水平的参合患者之间并没有显著差异，可见疾病风险的冲击对任何学历水平的人的冲击都是一样的，只是相对来说高学历人具有更高的健康意识和风险防范意识。

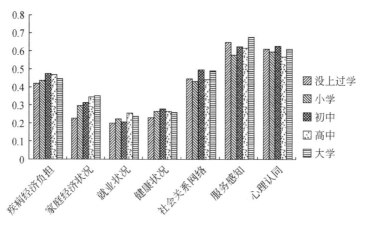

图 6-4　不同学历水平参合农民重大疾病保障水平的评价值

表 6-17　不同学历水平参合农民重大疾病保障水平模糊评价值

项目	没上过学		小学		初中		高中		大学	
	隶属度	权重	隶属度	权重	隶属度	权重	隶属度	权重	隶属度	权重
1. 疾病经济负担	0.4250	2.1082	0.4378	1.5289	0.4773	1.4181	0.4721	1.7899	0.4518	1.6860
新农合实际补偿比	0.4779	1.3763	0.4756	1.4350	0.4541	1.4840	0.5207	1.2693	0.5687	1.3261
医疗费用负担情况	0.4159	3.2292	0.3768	1.6290	0.4446	1.3551	0.4569	2.5242	0.4976	2.1437
2. 家庭经济状况	0.2262	2.2576	0.2970	1.8351	0.3145	1.4999	0.3507	1.6887	0.3542	1.6803
患病后个人经济收入	0.1533	4.3296	0.1301	2.7725	0.2631	1.9496	0.1858	2.3202	0.2481	2.0076
患病后家庭经济收入	0.3455	1.4866	0.3368	1.3649	0.3695	1.1399	0.3668	1.1420	0.4305	1.5242
自评家庭经济状况	0.3333	1.7321	0.3804	1.6213	0.4333	1.5191	0.4012	1.8257	0.4167	1.5492
3. 就业状况	0.2041	2.2134	0.2249	2.8298	0.2054	3.0801	0.2581	2.5149	0.2391	2.7832
就业状况	0.2946	1.4142	0.2304	2.7689	0.2333	2.7386	0.2871	1.4142	0.3312	1.7321
劳动能力	0.0933	3.4641	0.1196	2.8920	0.1033	3.4641	0.0917	4.4721	0.1002	4.4721
4. 健康状况	0.2345	2.0649	0.2689	1.9284	0.2807	2.2322	0.2707	3.7606	0.2635	1.9480
身体健康状况	0.1772	3.1623	0.1304	2.7689	0.1833	3.4641	0.1509	4.4721	0.1667	2.4495
心理健康状况	0.3550	1.3484	0.4543	1.3431	0.4833	1.4384	0.4605	3.1623	0.4167	1.5492
5. 社会关系网络	0.4502	1.4907	0.4348	1.5166	0.5012	1.4142	0.4467	2.0124	0.4966	1.4232
与亲朋交往情况	0.4502	1.4907	0.4348	1.5166	0.5012	1.4142	0.4467	2.0124	0.4966	1.4232
6. 服务感知	0.6526	1.2285	0.5827	1.3100	0.6255	1.1740	0.6209	1.2301	0.6785	1.1191
交通便利性	0.5667	1.3284	0.5561	1.3175	0.5720	1.2403	0.5501	1.3484	0.5547	1.2247
对医保机构服务满意度	0.7333	1.1677	0.6196	1.2704	0.6833	1.1299	0.7022	1.1952	0.7167	1.0445
对医疗机构服务满意度	0.6032	1.1952	0.5543	1.3431	0.6203	1.1547	0.5917	1.1547	0.6333	1.0954

续表

项目	没上过学		小学		初中		高中		大学	
	隶属度	权重	隶属度	权重	隶属度	权重	隶属度	权重	隶属度	权重
7. 心理认同	0.6121	1.2793	0.6002	1.2908	0.6328	1.2102	0.5696	1.3873	0.6145	1.2554
公平性	0.5305	1.3484	0.5652	1.3301	0.6016	1.2910	0.5221	1.4907	0.5833	1.3093
保障效果	0.5992	1.2910	0.5371	1.4142	0.6167	1.2734	0.5503	1.4907	0.5012	1.4142
对医保机构的信任程度	0.6501	1.1405	0.6304	1.2594	0.7500	1.1547	0.6020	1.2910	0.6333	1.0954
对医护人员的信任程度	0.6333	1.2323	0.7283	1.1718	0.7833	1.1299	0.6113	1.2910	0.6007	1.2247
参合农民重大疾病保障水平	0.3259		0.3487		0.3766		0.3678		0.3751	

三、基于外部环境差异的参合农民重大疾病保障水平分析

这一部分研究主要是通过考察不同地区参合农民重大疾病保障水平的差异分析外部环境差异对参合患者保障情况的影响。根据表6-18汇报的不同地区参合农民重大疾病保障水平的模糊评价结果可知，苏南、苏中和苏北地区的样本参合农民的重大疾病保障水平依次为0.3287、0.2778和0.3116，均明显低于重大疾病保障水平的中间范围。相比参合农民整体重大疾病保障水平的评价值来说，仅苏南地区的评价值略高于总评价值，苏中和苏北地区的评价值均低于总的评价值，且苏中地区的评价值低于苏北地区的评价值。

再到具体的功能性活动上，如图6-5所示，苏南地区的参合农民重大疾病保障水平在所有功能性活动上的模糊评价值均高于苏中和苏北地区。而苏中地区则在疾病经济负担、家庭经济状况、健康状况和服务感知等四个方面的评价值高于苏北地区，在就业状况、社会关系网络和心理认同等三个方面的评价值低于苏北地区。具体分析如下：

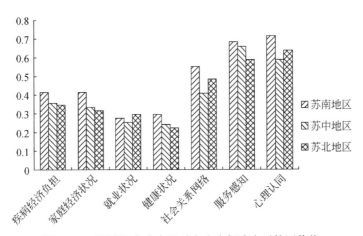

图6-5　不同地区参合农民重大疾病保障水平的评价值

1.疾病经济状况

苏南地区参合患者在疾病经济状况方面的隶属度值为0.4125，已经进入中间水平范围。而苏中和苏北地区的参合患者的隶属度值则低于中间水平范围，分别为0.3549和

0.3455。具体到分项指标，三个地区的新农合实际补偿比均已达到中间水平范围，苏北>苏南>苏中。再看参合患者现金支付的医疗费用占家庭全年可支配收入的比例，苏南>苏中>苏北，也就是说，参合患者现金支付的医疗费用给苏北地区家庭造成的负担明显要重于苏中和苏南地区。

2.家庭经济状况

苏南地区参合患者在这一功能性活动方面的隶属度值为 0.4126，苏中和苏北地区分别为 0.3331 和 0.3135，前者已经处于中间水平范围，后面则均处于低水平范围。再从具体分项指标看，三个地区的参合农民患病后个人经济收入指标的隶属度值大小依次为苏南>苏北>苏中，而患病后家庭经济收入指标的隶属度值的大小依次为苏中>苏南>苏北，自评家庭经济状况指标的隶属度值大小依次为苏南>苏中>苏北。由此可见，经济发展水平好的地区，参合患者的家庭经济状况总体要好于经济发展水平落后的地区。

3.就业状况

苏南、苏中和苏北三个地区参合患者在就业状况方面的隶属度值分别为 0.2732、0.2515 和 0.2930，均处于低水平范围。再看具体的分项指标，关于参合患者患病后的工作情况指标，苏北地区的隶属度值最大，苏中次之，苏南最次。这可能与苏北地区经济发展水平落后有关，参合患者家庭一般缺少稳定的收入来源，只有工作和劳动才能获得收入，使得这一地区的工作情况指标评价值最高。关于参合患者患病后的劳动能力指标值，三者的评分大小相当，苏南、苏中和苏北地区依次为 0.1020、0.0929 和 0.0935。

4.健康状况

同就业状况的评价值一样，健康状况的评价值亦是所有功能性活动中最低的。苏南、苏中和苏北的评价值依次为 0.2937、0.2405 和 0.2230。具体到分项指标的隶属度值，身体健康状况方面的隶属度值显著低于心理健康状况。前者的隶属度值在苏南、苏中和苏北地区依次为 0.1503、0.1286 和 0.1294，相互间没有显著差别。后者的隶属度值在苏南、苏中和苏北地区依次为 0.5750、0.4500 和 0.5147。可见，苏南地区参合患者的健康状况整体要好于其他地区。

5.社会关系网络

因为该项功能性活动仅包含一项指标，所以二者的隶属度值相同。其中苏南地区的隶属度值为 0.5503、苏中地区为 0.4071、苏北地区为 0.4824。三者均处在中间水平范围，且苏南地区的情况要好于苏北地区，均好于苏中地区。

6.服务感知

由表 6-18 汇报的隶属度值可知，三个地区参合患者对重大疾病保障的服务认同均处于中间水平以上。其中，苏南和苏中地区的隶属度值分别为 0.6812 和 0.6562，均超过中间水平范围。而苏北地区的隶属度值为 0.5862，仍处于中间水平范围。再到具体的分项指标，无论是交通便利性、对医保机构服务满意虽明显低于苏南和高中地区，但度和对医疗机构服务满意度的评价，均为苏南地区最高。苏中次之，苏北最低。可见，经济发展水平较高地区，患者的服务感知水平也较高。

7.心理评价

苏南地区参合患者在心理评价方面的隶属度值为 0.7115，苏中和苏北地区分别为 0.5854 和 0.6347，所有地区的评价值均处于中间水平范围及以上。具体到分项指标，参合患者对医保机构和医护人员的信任度均处于高水平范围，表明参合患者及其家属对新农合重大疾病保障制度的未来期待。但从保障效果指标看，苏南、苏中和苏北的评价值依次为 0.5750、0.4857 和 0.6501，处于中间水平范围；而从公平性指标看，三个地区的评价值依次为 0.6331、0.5143 和 0.4029，也处于中间水平范围。结合服务感知的评价值可知，参合患者对其享有的重大疾病保障制度和得到的服务充满感恩和期待，但从实际的保障效果看，参合患者希望能够得到更好的保障。

表 6-18　不同地区参合农民重大疾病保障水平模糊评价值

项目	苏南		苏中		苏北	
	隶属度	权重	隶属度	权重	隶属度	权重
1. 疾病经济状况	0.4125	2.9816	0.3549	2.1570	0.3455	1.2446
新农合实际补偿比	0.4652	1.4662	0.4948	1.4217	0.5435	1.3564
医疗费用负担情况	0.3272	6.0634	0.2934	3.2725	0.2666	1.1421
2. 家庭经济状况	0.4126	1.5567	0.3331	1.7326	0.3135	2.1643
患病后个人经济收入	0.3824	1.8259	0.3518	2.5663	0.3646	3.9349
患病后家庭经济收入	0.5210	1.3854	0.5257	1.2642	0.5091	1.4015
自评家庭经济状况	0.4500	1.4907	0.3929	1.5954	0.3688	1.7995
3. 就业状况	0.2732	2.4028	0.2515	4.4062	0.2930	3.2790
工作情况	0.3043	1.8257	0.3286	2.9161	0.4176	2.9155
劳动能力	0.1020	3.1623	0.0929	3.2817	0.0835	3.6878
4. 健康状况	0.2937	1.8453	0.2405	2.0390	0.2230	2.8509
身体健康状况	0.1503	2.5820	0.1286	2.7889	0.1294	5.8310
心理健康状况	0.5750	1.3188	0.4500	1.4907	0.5147	1.3939
5. 社会关系网络	0.5503	1.2403	0.4071	1.5672	0.4824	1.6172
与亲朋交往情况	0.5503	1.2403	0.4071	1.5672	0.4824	1.6172
6. 服务感知	0.6812	1.3117	0.6562	1.2345	0.5862	1.2072
交通便利性	0.6750	1.6330	0.5214	1.2685	0.4765	1.2158
对医保机构服务满意度	0.7409	1.1547	0.7071	1.1892	0.6912	1.2028
对医疗机构服务满意度	0.6812	1.1952	0.6429	1.2472	0.5933	1.3714
7. 心理评价	0.7115	1.1855	0.5854	1.3070	0.6347	1.2552
公平性	0.6331	1.1218	0.5143	1.3944	0.4029	2.0312
保障效果	0.5750	1.2172	0.4857	1.4349	0.6501	1.1878
对医保机构的信任程度	0.7326	1.1047	0.6714	1.2204	0.6324	1.2575
对医护人员的信任程度	0.7182	2.0541	0.7000	1.1952	0.7059	1.1902
参合农民重大疾病保障水平	0.3287		0.2778		0.3116	

第五节 样本地区参合患者疾病福利损失指数

前面部分，本研究已经测算了样本地区参合农民重大疾病保障水平的模糊评价值，但是，该值表征的是经参合农民重大疾病保障制度调整后的福利状况值，并不能体现疾病对参合患者的冲击。因此，本研究在这一部分计算了样本地区参合患者的疾病福利损失指数，以进一步了解和掌握重大疾病的影响效应。因为对参合农民患病前功能和能力情况的调查属于回顾性调查，所以此处仅筛选了一些可以做出明确判断的指标，具体包含家庭经济状况、就业状况、健康状况和社会关系网络等功能性活动，详见表 6-19。

表 6-19 参合患者疾病福利损失指标描述

功能性活动	变量名称	变量取值	变量类型
家庭经济状况	患病前、后个人经济收入情况	实际值；	C
	患病前、后家庭经济收入情况	实际值；	C
	患病前、后自评家庭经济状况	远低于平均水平1，低于平均水平2，平均3，高于平均水平4，远高于平均水平5；	D
就业状况	患病前、后就业状况	有工作1，无工作0；	V
	患病前、后劳动能力状况	非常差1，较差2，一般3，较好4，非常好5；	D
健康状况	患病前、后身体健康状况	非常差1，较差2，一般3，较好4，非常好5；	D
	患病前、后心理健康状况	从不1，偶尔2，有时3，经常4，每天5；	D
社会关系网络	患病前、后与亲朋交往情况	从不1，偶尔2，有时3，经常4，每天5；	D

进一步地，本研究根据第五章提出的疾病福利损失指数计算公式（式5-18），对参合患者的疾病福利指数进行了测算，结果详见表 6-20。

表 6-20 参合患者疾病福利损失指数

功能性活动	隶属度	疾病福利损失指数	具体指标	隶属度	疾病福利损失指数
家庭经济状况	0.3847	0.6153	个人经济收入情况	0.4818	0.5182
			家庭经济收入情况	0.6633	0.4367
			自评家庭经济状况	0.2573	0.6427
就业状况	0.2037	0.7963	工作情况	0.4677	0.5323
			劳动能力	0.0887	0.8113
健康状况	0.1683	0.8317	身体健康状况	0.1048	0.8952
			心理健康状况	0.2702	0.7298
社会关系网络	0.4395	0.5605	与亲朋交往情况	0.4395	0.5605
参合患者疾病福利损失指数			0.7041		

由表 6-20 汇报的测算结果可见，2014 年样本地区参合患者的疾病福利损失指数为 0.7041，明显大于 0.6，进入高水平范围，说明重大疾病对参合患者造成了极大的冲击和严重降低了福利水平。

具体到功能性活动，参合患者疾病福利指数在家庭经济状况、就业状况、健康状况和社会关系网络等四方面的评价值分别为 0.6153、0.7963、0.8317 和 0.5605。显见，重大疾病对参合患者就业状况和健康状况方面的影响最大。具体到分项指标，劳动能力、身体健康状况的评价值均大于 0.8，心理健康状况的指标也大于 0.7。这一结论符合常识，同时验证了研究关于重大疾病会显著影响参合患者身体健康和劳动能力的假设。

相对来说，受重大疾病冲击最小的分项指标反而为患病前后的家庭经济收入，评价值为 0.4367；其次为患病后个人经济收入、工作情况和与亲朋交往情况指标，但评价值也均在 0.5 以上。就重大疾病对参合农民患病后个人经济收入和家庭经济收入造成的疾病福利损失仅分别为 0.5182 和 0.4367。主要原因：一是上述指标来自于研究根据调查数据的直接估算，没有主观评价成分在内，仅为客观反映；二是疾病会直接影响参合患者的劳动能力，其对个人经济收入造成的冲击也会明显大于家庭，因此个人经济收入方面的疾病福利损失也大于家庭；三是对于参合患者及其家庭来说，除了要面对患者的疾病治疗，还要面对未来生活、子女教育等多方面的支出，面对高额的医疗费用，部分家庭会主动通过减少必需的医疗服务减轻家庭经济负担。数据显示，有近 1/3 的参合患者会因为家庭经济原因减少必要的医疗服务，减少的程度为 10%～20%。

第七章 参合农民重大疾病保障的支付制度研究

本文第三章、第四章、第五章和第六章分别探讨了参合农民重大疾病保障现状、重大疾病影响参合农民福利状况的机制和路径、参合农民重大疾病保障水平模型的构建、参合农民重大疾病保障水平的测量和分析等几个问题。通过上述分析，本研究从患重大疾病的参合农民的视角，探讨了当前我国参合农民重大疾病保障制度在保障患重大疾病的参合农民福利水平方面的缺陷和不足。从测算结果看，提高参合患者的经济可行能力显然是当前最为紧迫和关键的。结合本章第二节、第四节中关于支付制度影响参合农民重大疾病保障水平机制的分析可知，重大疾病保障支付制度设计在参合农民重大疾病保障水平的提升中具有重要的意义。也就是说，提升参合农民重大疾病保障水平，关键是能够优先减轻参合患者的高额医疗费用负担，而其核心即是建立科学的重大疾病保障支付制度。

第一节 目前主要支付方式及其特点

一、支付方式对医疗费用控制的作用机制

根据费用偿付的时间不同，可将医疗保险费用支付方式分成三类：①后付制（post-payment）。后付制是指在医疗服务发生之后，根据服务发生的数量和偿付标准进行偿付的方式。这是一种传统的、使用最广泛的偿付方式，按项目付费即为典型的后付制代表方式。②预付制（prospective-payment）。预付制是指在医疗服务发生之前，医疗保险机构按照预先确定的偿付标准，向被保险人的医疗服务提供者偿付医疗费用。按照预付计算的单位不同，预付制通常包括总额预算制、按服务单元付费（即按预先确定的次均费用或床日费用偿付）、按确定的病种费用标准偿付（DRGs）、按人头付费等。③复合式（composite-payment）。复合式付费方式是将多种付费方式结合应用的一种综合型的付费方式。如目前在我国广泛采用总额预算制与其他多种付费方式有机结合的复合式付费方式。

医疗保险费用从内容上看，可分为狭义和广义两类。狭义医疗保险费用是指参保人员因疾病造成的风险补偿之和，即参保人员患病后根据医疗保险规定支取的医疗补偿费用。广义医疗保险费用是指参保人员患病后发生的医疗费用总和，其中医疗保险补偿费是主要部分，另外还包括个人自付费用和部分用人单位补偿的费用。本研究所提及的医疗保险费用主要是指狭义的医疗保险费用。一般来讲，医疗保险费用总量（用 S 表示）是由平均人次费用（用 P 表示）和医疗机构所提供的工作量（用 N 表示）决定的，其函数关系可表示为：$S=P \times N$。不同支付方式之所以能对医疗保险费用控制产生重要影响，其根本原因在于

支付方式能够影响医疗机构提供的服务数量，即工作量（N）。只是不同的支付方式产生的影响可能是促进作用也可能是抑制作用，具体作用机制分析如下。

1.后付制支付方式的作用机制

在后付制方式下，以按项目付费为代表，医疗服务过程中的每个项目都有固定价格，患者在接受医疗服务时按照项目价格计算，然后医疗保险机构向患者或医疗机构支付费用。在这种方式下，医疗保险费用取决于医疗机构提供的实际服务数量。如图 7-1 所示，由于医患双方在这种付费方式下都没有费用意识，医院会尽可能多地给患者提供医疗服务，使得单位时间内医疗保险费用达到 S_1，但实际上同时期医疗保险可承受的费用只有 S_0，因而后付制支付方式在医疗成本不断上涨的大背景下更加剧了医疗费用和医疗保险费用的上涨。

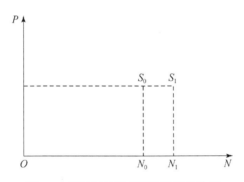

图 7-1　后付制对医疗保险费用的作用

2.预付制支付方式的作用机制

预付制以总额预算制最为典型，即由医疗保险机构根据一系列指标与医院协商确定年度支付费用的总预算，预算额度一旦确定，医院的收入就不会随服务量的增加而增加。在这种情况下，医院的医疗保险费用被控制在 S_0 水平下，医院为尽可能多地获得利润，会尽量压低成本，减少服务量，使得实际提供服务仅在 S_1 水平（图 7-2）。这种抑制服务量的作用会有效控制医疗保险费用，但同时也会造成医疗技术提升的乏力和患者利益的受损。

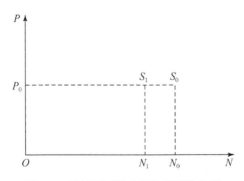

图 7-2　预付制对医疗保险费用的作用

3.复合式付费方式的作用机制

这种支付方式近年来得到学术界和医疗保险部门的持续关注，它主要是将后付制和预付制结合应用的一种付费方式。各地区虽然在结合方式上有差异，但其内在机制都是将支付方式对服务量的抑制作用和激励作用相结合。在实际操作中，可以称其为硬性总额和弹性总额的共同作用。一般情况下，医疗保险部门会预先确定一个硬性总额 S_0，使医院形成费用意识，抑制其许多不合理诊疗项目。同时，考虑到医疗成本的增长、新技术的应用和医院发展的支持等因素，医疗保险部门会有针对性地建立一套弹性总额体系 S_0'（图 7-3），S_0'并不是单纯的对 S_0 的补充，而是包含一系列评价指标和测算方法的补偿体系。医疗保险部门在 S_0 结算的基础上，对于那些能够在保证医疗质量前提下，有效控制医疗成本的医院给予奖励；对于那些虽然超过 S_0，但增长部分经指标体系评估后属于合理工作量的，给予相应补偿。但这种支付方式要求有严格的指标评价体系，并且相应的管理成本也较高。

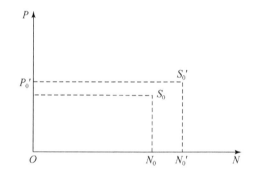

图 7-3　复合式付费方式对医疗保险费用的作用

二、目前主要支付方式

近年来，受人口老龄化进程加快、医疗技术进步、疾病谱改变等众多因素的影响，大多数国家和地区的医疗费用迅猛增长，控制医疗费用快速上涨已经成为一个持续性的世界难题。各国实践证明，医疗保险结算办法是控制医疗费用最为直接有效的手段。我国各地采用的医疗保险结算办法基本都是对国外现有结算办法的一种借鉴，部分地区结合自身特点，作出了一定的创新和突破。常见的结算办法：按服务项目付费、按人头付费、按服务单元付费、总额预付制、DRGs 等。

1.按服务项目付费

按服务项目付费（fee for services）是医疗保险中最传统也是运用最广泛的一种费用支付方式，是典型的后付制，指医疗保险机构根据医疗机构所提供的医疗服务的项目和服务量，对他们进行费用补偿的办法。此支付方式最大的特点是医院的收入与其向患者提供的服务项目的多少有关，是最符合医疗机构利益的支付方式，如表 7-1 所示。

表 7-1 按服务项目支付方式优缺点比较

优点	缺点
1.操作简单直观，适用范围广	1.诱导提供过度的高费用的服务，甚至出现医生和患者联合作假，医疗费用难以控制
2.能调动医务人员工作积极性，有利于医学科技进步	2.需要逐项审核给付，管理成本较高
3.鼓励提供全面优质服务，容易使参保人员满意	3.医疗服务价格难以科学而准确的确定
4.患者选择余地较大	4.容易倾向于发展高、精、尖医学科学技术，忽视常见多发病的防治工作
5.经办机构易于获得大量医疗服务利用与费用支出信息	

2.按人头付费

按人头付费方式（capitation）属于预付制，是指医疗机构按合同规定的时间，根据定点医院服务对象的人数和规定的收费标准，预先支付医疗服务提供机构一笔固定的服务费用。在此期间，医院和医生负责提供合同规定范围内的一切费用，不再另行收费。这种方式实际上是对一定时期、一定人数的医疗费用进行包干。其利弊见表 7-2：

表 7-2 按人头付费支付方式优缺点比较

优点	缺点
1.从经济上刺激医疗服务提供方通过降低成本来扩大收益	1.定点后，约定期内不能"自由择优就诊"，不利于服务之间的竞争
2.鼓励医疗资源流向预防服务	2.诱使医疗服务供方选择低风险人群，推诿重症患者
3.促进对低成本治疗措施的使用	3.可能导致减少应提供的服务，降低医疗质量
4.简化医疗保险费用的审核与结算，降低管理成本	4.可能增加投诉，由此监控成本加大
5.有利于预测和控制卫生总费用	5.如定额降低，加上对物价指数上涨、疾病谱变化等不可控因素增加而超支的风险，将向服务提供方转移

3.按服务单元付费

按服务单元付费也称按平均费用支付（average expenses）或定额支付，是指首先按一定标准将医疗提供的一系列医疗服务划分为若干服务单元，如一个门诊人次、一个住院人次或一个住院床日等，然后根据往年资料并综合考虑其他影响因素，制定出每一服务单元的费用标准，如均次门诊费用、均次住院费用等，然后再按照医疗机构提供的服务单元的数量进行付费（表 7-3）。

表 7-3 按服务单元支付方式优缺点比较

优点	缺点
1. 有利于控制单次服务费用，支付标准单一、直观，给付方便	1.容易刺激医疗机构分解处方，增加门诊次数或延长住院天数，从而给患者增加不必要的多次就诊及延长住院日的麻烦
2.鼓励医疗服务提供方提高工作效率,降低每定额内服务成本	2.医疗机构减少提供必要医疗服务，推诿重症患者
3.减少经办机构审核医疗服务账单的工作量，降低管理成本	3.影响经办机构获取医疗服务利用与医疗费用支出信息
	4.需制定科学的单元付费标准，合理费用确定难度大

4.总额预付制

总额预付方式（global budgets）是由政府或医疗保险机构同医疗提供方协商，事先确定年度预算总额，在该年度内，医疗机构的医疗费用全部在总额中支付。在制定年度预算时，往往考虑以往年度实际发生的医疗费用总额、医院规模、医院服务量和服务地区人口密度，以及人群死亡率、参保人数的变动、人口老龄化、疾病谱的变化、医院设施与设备情况、上年度财政赤字或结余情况、通货膨胀、医药科技进步等其中某一个或几个因素，或综合考虑各种因素，然后确定下一年度医疗费用总预算。我国多数地区从改革初期的各种结算办法，最终都比较一致地演变成为形式不尽相同的总额预付制或总量控制措施（表7-4）。

表 7-4　总额预付方式优缺点比较

优点	缺点
1.控制费用最为可靠，有效避免基金风险 2.鼓励医疗服务提供方降低经营成本，有效利用卫生资源 3.对经办机构和医疗机构均可简化结算手续，降低管理成本	1.合理确定预算额度比较困难 2.诱导医疗机构不合理减少医疗服务的提供、降低服务质量 3.弱化市场作用，医疗服务提供者缺乏工作积极性 4.医院不愿缩短患者住院，降低床位周转次数和周转率

5.DRGs

DRGs是按疾病诊断相关分组的简称，和我们常说的按病种付费并不是一个概念。DRGs采用量化的办法核算每种条件下医疗资源消耗的正常值（患者平均消耗量）。预付标准从疾病的主要诊断、是否需要手术、患者的年龄及有无合并症四个方面综合平衡，确定每种疾病的住院日和费用，并以预付方式付费给医疗服务提供者。单病种付费一般仅关注某一疾病本身，但由于同一病种的定义、名称、诊断标准不统一，统计学特征并不突出且数量较大，往往仅能覆盖有限的疾病种类。而 DRGs 面向整个医疗保险补偿制度，可以覆盖整个疾病谱。DRGs 虽是先进的医疗保险基金支付方式，也有其自身的缺陷，同时需在一定的基础之上才能实现。具体分析见表7-5：

表 7-5　DRGs 实现条件和优缺点比较

DRGs 实现条件	优点	缺点
1.DRGs的目的是有效地控制和降低费用，但必须建立在医院详细的全成本核算基础上，而国内医院目前还没有实现精细核算，成本控制和降低成本也就无从谈起 2.DRGs的实施要以标准化的诊疗流程、疾病分类和临床术语为基础，但我国目前医疗机构还没建立起可靠的临床路径，病历书写及疾病编码没有使用 ICD 的标准分类，不同医院、不同医生的术语也不统一 3.DRGs的实施需要一个强大的信息平台支撑，这个信息平台必须从底层就直接支持 HL7（卫生信息交换标准）、IHE（健康产业整合系统）、ICD 和 DRGS 编码规范。但医院没有能力开发这样的系统，厂商也缺少相应的知识	1.有利于全面控制医疗成本，提高医疗质量 2.利于激励医院提高经营管理水平和效率 3.降低医疗保险机构的管理难度和支出 4.利于卫生资源标准化利用，节省医疗支出 5.提高病案管理质量，促进信息系统建设	1.过程复杂，调整频繁，管理成本高 2.诱导患者住院，分解住院次数 3.供方尽可能减少医疗服务量，降低成本 4.当诊断界限不明时，容易导致诊断升级

从上面的分析我们可以看出，不同医疗保险基金支付方式对费用控制、服务质量和管理成本的作用程度不同。费用控制的增强往往伴随服务的不足，费用控制的减弱往往伴随服务的过度。不同的支付方式各有优缺点，不同支付方式之间存在优势互补作用和相互融

合的相容作用，通过适当的组合方法，能够发挥各自的长处、限制其短处，达到缺陷最小化的管理要求。这也是完善支付方式的发展趋势，表 7-6 对五种支付方式做了综合比较。

表 7-6　五种支付方式的比较

支付方式	费用控制	服务质量	管理成本
按服务项目付费	+	++++	+++
按服务单元付费	++	++	+
DRGs	+++	+++	++++
按人头付费	++++	++	+
总额预付	++++	++	+

三、支付方式的主要特点

1.支付标准由自行定价向政府控制价格发展

传统的医疗服务价格是由医疗服务提供者决定的。由供方制定的自由价格是造成医疗费用上涨的主要原因之一。美国以往信奉市场与自由竞争的信条，认为自由竞争的市场完全可以调控医疗服务的价格，结果恰恰相反，其医疗费用近年来仍高速增长。而日本和德国由于有全国统一的医生酬金价目表，卫生费用上涨稳定。目前许多国家均改革了医疗服务的定价方式，实行政府定价或由保险机构与医疗服务提供者协商定价，通过统一的价格体系引导医疗行为的规范化和资源利用的标准化。近年来美国研究实行的 DRGs 与按总额预算付费模式实际上也是政府实行统一定价，从价格上进行标准化管理的改革尝试。

2.支付主体由分散独立向集中统一发展

国家医疗保险制度对医疗保险资源的配置方式即该国的医疗保险支付体制。目前，国际上的支付体制有 3 种：集中的单一支付人模式（加拿大）、比较集中的准单一支付人模式（德国、法国、日本）、分散独立的支付人模式（美国）。美国以商业医疗保险为主，众多的结算主体以不同方式和不同的标准对医疗服务提供者进行结算。因此其管理成本高，约占总费用的 15%，而德国、日本等国的单一结算体制管理成本只占总费用的 5% 甚至更少。

3.支付控制对象由需方向供方发展

据统计，欧洲现有 11 个国家实行了不同类型的预算控制，其中英国、爱尔兰、意大利、西班牙、葡萄牙和丹麦等 6 国实行了全面的预算控制；德国、法国、比利时 3 个国家实行医院预算控制；实行医院病床日定额控制的有比利时、卢森堡 2 个国家。近年来，在完善供方控制机制的同时还强化了控制的力度。不同的支付方式影响医疗机构的经济收益，对医疗服务提供者有着不同的经济激励和偿付风险，可在很大程度上调节和规范医疗服务供方的行为，从而带来不同的医疗费用结果。医疗卫生资源的使用和分配的主动权在医院，为此各国政府把支付方式作为配置医疗资源、引导医疗行为、控制医疗费用不合理增长的一个重要手段。支付方式的控制对象向医疗服务提供方倾斜。

4.支付方式由单一向多元复合型发展

从国际趋势来看，各国医疗费用支付方式逐渐由单一支付方式向多元化复合支付方式发展，由后付制向预付费制转变。医疗保险传统的结算方式是按医疗服务量进行回顾性的结算。这是医疗费用过快上涨的一个主要原因。改革这种结算方式，实行预付制，保险机构摆脱了被动局面。通过制定预付标准和总量来约束医疗提供者的医疗行为，使其共同承担经济风险，自觉地规范自身的医疗行为。同时各国都针对不同的医疗服务领域施用不同的支付政策。单一的总额预算制、专项预算不易于发挥服务提供者的积极性，已很少作为独立的支付手段使用，通常与其他支付方式配合共同控制医疗费用的膨胀。

5.支付方式的改革必须政府起主导作用

在医疗保险费用支付中，不能仅依靠市场调节，而应强化政府及其政策的作用。国际经验证明，医疗市场是失败的市场，或者是由医疗提供方控制的市场。因此，有的医疗专家认为，医疗业不单纯仅仅是个市场。在这种情况下，完全依靠市场调节，是不可能达到控制医疗费用增长过快的目标的，而要采取制定医疗服务收费及药品价格标准、加强医疗费用支出及管理等措施。

6.建立稳定、可靠、多元的资金筹措机制

医保基金的支付水平是由其筹资水平所决定的。各国的医疗保障基金都是多元筹集机制。我国目前的医疗保障制度改革也要着重建立稳定、可靠、多元的资金筹措机制。首先，要依法扩大社会保险基金的征缴覆盖面，提高基金征缴率。城镇各类企事业单位及其职工都要按照规定参加社会医疗保险，并且依法足额缴纳社会医疗保险费。各级财政要调整财政支出结构，提高医疗保障支出的比重。国家还可以采取其他政策措施补充医疗保障资金如建立国家社会保障预算、发行社会保障长期债券、变现部分国有资产、开征社会保障税等，逐步减轻国家和企业的社会保障负担。

综上所述，医疗保险费用结算办法改革是一个不断发展和完善的过程，且地域特征明显，与区域经济发展水平、居民控费意识、医疗机构反馈策略等因素密切相关，可以说，没有一种支付方式和结算办法能够普适于各地医疗保险，也没有一种支付方式和结算办法能够在同一个地区永恒不变，医疗保险的支付方式和结算办法需要不断研究优化、动态调整完善。

第二节　样本地区参合农民重大疾病保障支付制度筹资研究

一、样本地区参合农民重大疾病保障制度基金筹集渠道

根据第三章关于我国参合农民重大疾病保障制度筹资来源的整理阐述可知，无论是新

农合重大疾病保障制度还是新农合大病保险，其资金均来自于新农合基金。具体到新农合统筹地区，新农合重大疾病保障制度的所需资金均来自新农合制度，但大病保险资金的筹资则存在明显的地区差异。如江苏省高邮市农村居民大病保险 2015 年人均筹资 25 元，其中 10 元来自于新农合基金结余，15 元来自新农合下年提高筹资标准，但是，高邮市采取直接向参合农民说明该部分资金是用于参加农村居民大病保险。也就是说，高邮市大病保险的资金仍主要来自新农合基金。

进一步，根据 2014 年《中国卫生和计划生育事业发展统计公报》数据可知，2014 年我国新农合参合 7.36 亿人，人均筹资 410.9 元，环比增长 10.87%。当年新农合基金累计结余 1043.6 亿元，累计结余率为 34.5%。但需要注意的是，我国部分统筹地区新农合基金累计结余已经出现赤字，如江苏镇江、高邮等。同时，2014 年新农合基金使用率达到 95.54%，继续维持在 95% 以上的水平[①]。2014 年新农合基金补偿支出总额（2890.4 亿元）虽然相较 2013 年（2902.2 亿元）有所下降，但这主要是由于参合人口下降原因导致的。2014 年新农合人均补偿支出（392.72 元）仍显著高于 2013 年（361.84 元），增幅达到 8.53%，新农合基金的财务压力持续增加[②]。那么，随着参合农民重大疾病保障制度保障范围和保障水平的提高，以及新农合基金使用率的增加，当前的这种参合农民重大疾病保障制度的筹资模式是否能够长期持续？重大疾病保障制度运行是否会影响新农合基金的可持续运行？因此，研究以农村居民大病保险制度为例，分析了参合农民重大疾病保障制度对新农合基金可持续运行的影响，以探讨重大疾病保障制度筹资模式的科学性和筹资来源的可持续性问题。

二、样本地区参合农民重大疾病保障制度筹资可持续性研究

我国新农合制度以县（市）为基本统筹单位，不同统筹地区间大病保险实施方案的设计上或多或少存在一定差异。为方便研究和增加研究结果的可比性，研究做出如下假设：①新农合基金管理费为 0。2003 年，卫生部《关于建立新型农村合作医疗制度的意见》明确规定，新农合经办机构的人员及工作经费列入同级财政预算，不得从基金中提取。②大病保险基金管理费固定。因为大病保险是以统筹地区为单位整体进行扩面，不存在明显的扩面风险。因此研究假设预测期内大病保险基金管理费维持在 2014 年水平。③预测为短期预测。考虑到医疗保障属于短期支付项目，基金本身缺少积累性（周绿林，2013）。因此，研究假设预测期自 2015～2024 年，共 10 年。④当期结余和累计结余计息利率均为三个月定期存储利率（1.35%）。根据 2003 年《财政部、劳动保障部关于加强社会保险基金财务管理有关问题的通知》，社会保险基金应按中国人民银行规定 3 个月定期存储利率计息。即在当期结余或累计结余大于 0 时，以当前的 3 个月定期存储利率 1.35% 为准进行计息。⑤新农合补偿比例保持不变。本文旨在探析大病保险运行前后新农合基金收支情况和结余变化情况，为剔除补偿比例增加对新农合基金的影响，研究假设预测期间内各地区新农合实际补偿比[③]与 2014 年时相同。总的来说，上述假设可能在一定程度上降低精算结果的精

---

① 新农合基金使用率=新农合基金支出/新农合基金收入×100%。经计算，2012 年、2013 年、2014 年的新农合基金使用率分别为 96.91%、97.88%、95.54%。

② 括号中数值由笔者根据 2012～2014 年《我国卫生和计划生育事业发展统计公报》计算得到。

③ 研究选择实际补偿比而非政策补偿比是出于以下两点考虑，一是实际补偿比能更好地代表参合患者的保障水平；二是根据样本地区 2006～2014 年新农合补偿数据可知，实际补偿比变化更加稳定。

度，但不会对研究结果产生根本性影响。

1.精算模型

为了解新农合基金的财务运行情况，本研究构建了用于预测现金流（收入和支出）和累计结余（或累计赤字）的精算模型。前者主要用来分析新农合基金的现金流情况，以呈现新农合基金当期赤字出现的时点和规模；后者则主要用来回答新农合基金是否具备充足的偿付能力及购买大病保险。如果累计结余不小于 0，则表示新农合基金能够实现自我调节，使用新农合基金累计结余购买大病保险暂时不会影响新农合制度本身运行。反之则表示新农合制度已不具备提供基本医疗保障的财务能力。

（1）新农合基金收支预测模型：包括基金收入预测模型和基金支出预测模型两部分。第一部分为收入预测模型，第 i 个地区第 t 年新农合基金收入总额应该等于第 i 个地区第 t 年参合人口数乘以第 t 年人均筹资额，具体精算表达式如下：

$$(AI)_{i,t} = RR_{i,t} \times \overline{PI}_{i,t} \qquad (i = A, B, \cdots, F; t = 2015, 2016, \cdots, 2024) \qquad (7\text{-}1)$$

$$= RR_{i,t} \times \left[\overline{PA}_{i,2014} \times \prod_{m=2015}^{t}(1+\beta_{i,m}) + \overline{PB}_{2014} \times \prod_{m=2015}^{t}(1+\chi_{i,m}) + \overline{PC}_{2014} \times \prod_{m=2015}^{t}(1+\delta_{i,m}) + \overline{PD}_{i,2014} \times \prod_{m=2015}^{t}(1+\phi_{i,m}) \right]$$

上式中，$(AI)_{i,t}$ 为第 i 个地区第 t 年新农合基金收入总额，$RR_{i,t}$ 为第 i 个地区第 t 年的参合人口总数，$\overline{PI}_{i,t}$ 为第 i 个地区第 t 年参合人员的人均筹资额。$\overline{PA}_{i,t}$、$\overline{PB}_{i,t}$、$\overline{PC}_{i,t}$、$\overline{PD}_{i,t}$ 依次为第 i 个地区第 t 年的省级财政人均补助金额、市级财政人均补助金额、县级财政人均拨款金额及个人缴费金额，$\beta_{i,m}$、$\chi_{i,m}$、$\delta_{i,m}$、$\phi_{i,m}$ 分别为第 i 个地区第 m 年省级补助、市级补助、县级补助及个人缴费的年均增长率。

第二部分为支出预测模型，第 i 个地区第 t 年新农合基金支出总额应该等于第 i 个地区第 t 年参合人口数乘以第 t 年人均新农合补偿支出金额。其中，新农合补偿支出又分为门诊补偿支出和住院补偿支出两部分，具体精算表达式如下：

$$(AC)_{i,t} = RR_{i,t} \times \overline{PAC}_{i,t} \qquad (i = A, B, \cdots, F; t = 2015, 2016, \cdots, 2024) \qquad (7\text{-}2)$$

$$= RR_{i,t} \times \left[\overline{PIC}_{i,2014} \times \prod_{m=2015}^{t}(1+\varphi_{i,m}) + \overline{POC}_{i,2014} \times \prod_{m=2015}^{t}(1+\gamma_{i,m}) \right]$$

上式中，$(AC)_{i,t}$ 为第 i 个地区第 t 年新农合基金补偿支出总额，$\overline{PAC}_{i,t}$ 为第 i 个地区第 t 年人均新农合补偿支出金额，$\overline{PIC}_{i,t}$ 和 $\overline{POC}_{i,t}$ 分别为第 i 个地区第 t 年人均门诊补偿支出和人均住院补偿支出。$\varphi_{i,m}$、$\gamma_{i,m}$ 分别为第 i 个地区第 m 年门诊补偿支出和住院补偿支出的年均增长率。其中，$\overline{PIC}_{i,t} = IC_{i,t} \times k_{i,t}^1$，表示第 i 个地区第 t 年人均门诊补偿支出金额等于第 t 年人均门诊医疗费用乘以门诊补偿比；$\overline{POC}_{i,t} = OC_{i,t} \times k_{i,t}^2$，表示第 i 个地区第 t 年人均住院补偿支出金额等于第 t 年人均住院医疗费用乘以住院补偿比。

（2）大病保险基金支出预测模型：根据 2605 号文件，大病保险基金来自于新农合基金，并且如果年终结算出现超过约定的结余，需向新农合基金返还剩余资金。另外，由样本地区实际可知，商保机构在承担大病保险运行风险尤其是政策性风险方面的作用甚微，最终还需新农合基金发挥兜底功能。可见，探析大病保险对新农合基金的影响，实质就是分析大病保险基金支出对新农合基金的影响,因此只需建立大病保险基金支出预测模型。那么,第 i 个地区第 t 年大病保险基金支出总额等于第 i 个地区第 t 年参合人口数乘以农村居民人均大病保险补偿支出。具体表达式如下:

$$(MD)_{i,t} = RR_{i,t} \times \overline{MI}_{i,t} + TC_{i,t} \qquad (i=A,B,\cdots,F; t=2015,2016,\cdots,2024) \qquad (7\text{-}3)$$

$$= RR_{i,t} \times \left[\overline{MI}_{i,2014} \times \prod_{m=2015}^{t}(1+\eta_{i,m}) \right] + TC_{i,2014}$$

上式中,$(MD)_{i,t}$ 为第 i 个地区第 t 年农村居民大病保险补偿支出,$\overline{MI}_{i,t}$ 为第 t 年农村居民人均大病保险补偿支出,$TC_{i,t}$ 为第 t 年支付给商保机构的大病保险经办费用和利润总额,$\eta_{i,m}$ 为第 i 个地区第 m 年大病保险补偿支出的年均增长率。由于,各地区大病保险保障范围与新农合政策范围基本一致,在新农合补偿比不变的情况下,大病保险补偿支出应与新农合住院补偿支出年均增速保持一致,即 $\eta_{i,m}=\gamma_{i,m}$,那么式(7-3)也可以表示为:

$$(MD)_{i,t} = RR_{i,t} \times \left[\overline{MI}_{i,2014} \times \prod_{m=2015}^{t}(1+\gamma_{i,m}) \right] + TC_{i,2014} \qquad (7\text{-}4)$$

(3)累计结余(或累计赤字)预测模型:新农合基金累计结余应该包含两部分内容,即上一年历史累计结余和当期收支差。依基金结余情况差异,新农合基金累计结余预测模型本身也有一定变化。

1)当新农合基金当期收支差或者历史累计结余至少有一个大于 0 时:当 $t=2015$,$2016,\cdots,t+x-1$ 时,第 i 个地区第 t 年新农合基金累计结余金额应该等于第 $t-1$ 年新农合基金累计结余(计息后)与第 t 年新农合基金收支差(计息后)的总和。假设累计结余的计息利率为 r_1,当期收支差的计息利率为 $r_2$①。具体精算表达式如下:

$$F_{i,t} = F_{i,t-1} \times (1+r_1) + \left[(AI)_{i,t} - (AC)_{i,t} \right] \times (1+r_2) \qquad (t=2015,2016,\cdots,t+x-1) \qquad (7\text{-}5)$$

其中,$F_{i,t}$ 为第 i 个地区第 t 年新农合基金累计结余。根据研究假设,令 $r=r_1=r_2$ 为三个月定期存储利率。那么,通过分解可以进一步得到:

$$F_{i,t} = F_{i,2014} \times (1+r)^{t-2014} + \sum_{m=2015}^{t} \left\{ \left[(AI)_{i,m} - (AC)_{i,m} \right] \times (1+r)^{t-m+1} \right\}$$

如果进一步减去当年大病保险支出金额,则有新农合基金累计结余等于:

$$F_{i,t}' = F_{i,2014} \times (1+r)^{t-2014} + \sum_{m=2015}^{t} \left\{ \left[(AI)_{i,m} - (AC)_{i,m} \right] \times (1+r)^{t-m+1} \right\} - (MD)_{i,t} \qquad (7\text{-}6)$$

需要说明的是,在情况 1 下累计结余计息共存在三种可能:一是当期收支差和累计结余均大于 0,则应分别对当期收支差和累计结余计息;二是当期收支差不大于 0,累计结余大于 0 时,则仅对累计结余计息,此时应令 $r_2=0$;三是当期收支差大于 0,累计结余不大于 0 时,则仅对当期收支差计息,此时应令 $r_1=0$。

① 根据原卫生部、财政部《关于进一步加强新型农村合作医疗基金管理的意见》(卫农卫发〔2011〕52 号)及样本地区实际情况可知,新农合基金实行收支两条线管理,上年末筹集下年新农合基金,并直接存入财政专户。年初各地区财政部门根据新农合经办部门提交的支出预算报告分配资金,以对基金总量实行有效控制。各地区新农合经办部门与各层经医疗机构之间同样实行年初总额预算制度,这与我国当前实行的医疗保险付费总额控制制度密切相关。因此,当期收支差(包括留存在财政专户的基金余额及新农合经办部门年初计提的质量保证金和年终清算资金)可以按 1 年为长度进行计息。年终决算时,已经计息的资金总量可能与当年实际收支差有或多或少的差别,但从长期看总量是持平的。

2）当新农合基金当期收支差和历史累计结余均小于 0 时：当 $t=t+x,\cdots,2024$ 时，新农合基金当期收支差和历史累计结余均小于 0，t 年新农合基金累计结余应该等于 $t-1$ 年新农合基金累计结余（不计息）与 t 年新农合基金收支差（不计息）之和，具体精算表达式如下：

$$F_{i,t} = F_{i,t-1} + (AI)_{i,t} - (AC)_{i,t} \qquad (t = t+x,\cdots,2024) \qquad (7\text{-}7)$$

$$= F_{i,2014}\times(1+r)^{t+x-2014} + \sum_{m=2015}^{t+x}\left\{\left[(AI)_{i,m}-(AC)_{i,m}\right]\times(1+r)^{t+x-m}\right\} + \sum_{m=2015}^{t+x}\left[(AI)_{i,m}-(AC)_{i,m}\right]$$

如果进一步减去大病保险支出金额，则有新农合基金累计结余等于：

$$F_{i,t}' = F_{i,2014}\times(1+r)^{t+x-2014} + \sum_{m=2015}^{t+x}\left\{\left[(AI)_{i,m}-(AC)_{i,m}\right]\times(1+r)^{t+x-m}\right\} + \sum_{m=2015}^{t+x}\left[(AI)_{i,m}-(AC)_{i,m}\right] - (MD)_{i,t} \qquad (7\text{-}8)$$

2.精算结果与分析

（1）未引入大病保险的新农合基金运行情况：根据精算式（7-1）、式（7-2）、式（7-5）和相关参数假设，研究首先对大丰市 2015～2024 年不引入大病保险制度时新农合基金的收支情况进行测算。由表 7-7 可见，2015～2024 年，大丰市新农合基金的收入和支出均呈明显的上升趋势，收入从 2015 年的 26 279.48 万元扩大到 2024 年的 207 185.19 万元，支出由 2015 年的 26 080.28 万元增加至 2024 年的 222 230.57 万元。相比 2015 年，基金收入增长约 7.88 倍，基金支出增长约 8.52 倍。2016 年时，新农合基金出现当期收入不抵支出，当期赤字金额为 711.51 万元。如果此时启用新农合基金历史累计结余，2018 年时将发生累计结余赤字，累计赤字金额为 2081.77 万元，到 2024 年时累计赤字金额将达到 63 348.88 万元，累计赤字率[①]为 30.58%。

表 7-7　大丰市新农合基金的运行情况：未引入大病保险制度

年份	基金收入（万元）	基金支出（万元）	当期结余（收支差）（万元）	累计结余（万元）
2015	26 279.48	26 080.28	199.20	3765.06
2016	32 378.74	33 090.26	−711.51	3066.72
2017	40 116.20	41 984.42	−1868.21	1209.24
2018	49 973.94	53 269.19	−3295.25	−2081.77
2019	62 584.15	67 587.13	−5002.99	−7092.04
2020	78 777.42	85 753.52	−6976.11	−14 092.97
2021	99 646.99	108 802.77	−9155.78	−23 298.08
2022	126 634.10	138 047.29	−11 413.19	−34 792.81
2023	161 641.62	175 152.30	−13 510.69	−48 303.50
2024	207 185.19	222 230.57	−15 045.39	−63 348.88

研究同时利用精算模型对其他样本地区 2015～2024 年新农合基金运行情况做了匡算，匡算结果详见表 7-8。显见，江苏省不同经济发展水平地区甚至相同经济发展水平地区的新农合基金运行状况均存在显著差异。如果筹资标准和保障水平增长均维持当前速度，所有

---

① 累计赤字率=累计赤字金额/当期基金收入×100%。

样本地区新农合基金将在未来 5 年内发生当期赤字。如果随之启用历史累计结余，在新农合基金发生当期赤字的 1～4 年内，历史累计结余也将逐步用完，进而发生累计赤字。丹徒新区情况较为特殊，该地区新农合基金 2010 年开始已经出现入不敷出，截至 2014 年时累计赤字金额已经达到 9041.29 万元，但因为参合人口总数不及其他样本地区的 1/3，所以 2024 年的累计赤字金额相比其他地区（如溧阳市、泰兴市）较低。

表 7-8 其他样本地区新农合基金运行情况：未引入大病保险制度

地区代码	江阴（万元）	溧阳（万元）	丹徒新区（万元）	泰兴（万元）	高邮（万元）
当期赤字时点	2020	2016	2015	2016	2020
累计赤字时点	2024	2018	2015	2017	2023
2024 年的累计赤字额度	768.05	295 713.1	94 675.02	327 462.1	34 779.45

（2）引入大病保险的新农合基金运行情况：2014 年 1 月 1 日，大丰市开始实施农村居民大病保险政策。2014 年人均筹资 15 元，大病保险补偿起付线为 12 000 元，对符合大病保险保障范围的合规医疗费用分三段进行补偿，起付线至 5 万元（含）部分的补偿比例为 50%，5 万元至 10 万元（含）部分的补偿比例为 60%，10 万元以上部分的补偿比例为 70%，上不封顶。2014 年大丰市大病保险共补偿 1575 人，基金支出 608.4 万元，占当年筹集资金总额的 87.7%。为进一步了解大丰市农村居民大病保险政策的未来运行情况及其对新农合基金的影响，研究同时借助精算模型测算了大丰市 2015～2024 年引入大病保险政策后新农合基金的运行情况见表 7-9。

表 7-9 大丰市新农合基金的运行情况：引入大病保险制度

年份	基金收入（万元）	基金支出（万元）	大病保险支出（万元）	当期结余（收支差）（万元）	累计结余（万元）
2015	26 279.48	26 080.28	785.57	−586.36	2979.49
2016	32 378.74	33 090.26	1014.32	−1725.84	2052.40
2017	40 116.20	41 984.42	1309.69	−3177.91	−100.45
2018	49 973.94	53 269.19	1691.08	−4986.32	−3772.85
2019	62 584.15	67 587.13	2183.52	−7186.50	−9275.56
2020	78 777.42	85 753.52	2819.36	−9795.47	−16 912.33
2021	99 646.99	108 802.77	3640.36	−12 796.14	−26 938.43
2022	126 634.10	138 047.29	4700.43	−16 113.62	−39 493.24
2023	161 641.62	175 152.30	6069.19	−19 579.88	−54 372.69
2024	223 408.33	222 230.57	7836.54	−22 881.93	−71 185.42

由表 7-9 可见，大丰市大病保险补偿支出金额由 2015 年的 785.57 万元增长至 2024 年的 7836.54 万元，基金支出增加了 8.98 倍。引入大病保险政策后，大丰市 2015 年新农合基金当期收支差将由正值变为负值，当期赤字金额为 586.36 万元。如果此时启用新农合基金累计结余，2017 年时将发生累计结余收不抵支，累计赤字金额为 100.45 万元，累计赤字时点相较于大病保险政策未引入时提前 1 年。而后，无论是当期赤字或是累计赤字金额都会逐年增加，2024 年分别达到 22 881.93 万元和 71 185.42 万元。可见，在继续维持当前筹资标准和补偿比例的情况下，引入大病保险政策会明显恶化新农合基金运行状况，提前新农

合基金的赤字时点。即使不考虑新农合当期赤字，累计结余也仅能支付 2～3 年的大病保险补偿支出。

其他几个样本地区的新农合基金，引入大病保险后的运行情况与大丰市呈现基本相同的变化趋势（表 7-10）。如溧阳市在引入大病保险政策后，新农合基金发生当期赤字和累计赤字的时点也各提前 1 年，2015～2017 年的新农合基金累计结余相较未引入大病保险政策时减少了 0.1419% 至 0.2317%，随后发生的累计赤字则相较增加了 0.0352% 至 2.0246%。泰兴市赤字时点虽未发生变化，但 2015～2017 年累计结余金额相较未引入时减少了 0.0155%至 0.0275%，累计赤字金额则增加了 0.0036% 至 2.0941%。相较而言，江阴市因为没有实行大病保险政策，新农合基金状况明显好于其他样本地区，2024 年新农合基金累计结余发生赤字时，累计赤字金额仅为 768.05 万元。

表 7-10　样本地区引入大病保险政策前后新农合基金运行情况

地区代码	当期赤字时点（年）		累计赤字时点（年）		2024 年时累计赤字（万元）		累计结余/累计赤字变化幅度（%）
	引入前	引入后	引入前	引入后	引入前	引入后	
江阴	2020	2020	2024	2024	768.05	768.05	—
溧阳	2016	2015	2018	2017	295 713.1	306 133.38	[-0.2317, -0.1419] ([0.0352, 2.0246])
丹徒新区	2015	2015	2015	2015	94 675.02	95 395.14	([0.0065, 0.0076])
大丰	2016	2015	2018	2017	63 348.88	71 185.42	[-0.3308, -0.2086] ([0.1237, 1.0831])
泰兴	2016	2016	2017	2017	32 7462.1	328 646.09	[-0.0275, -0.0155] ([0.0036, 2.0941])
高邮	2020	2018	2023	2022	34 779.45	59 401.44	[-0.8152, -0.6807] ([0.7079, 3.1997])

注：累计结余/累计赤字变化幅度栏呈现了两项结果，第一行为累计结余的变化幅度，第二行（括号内数据）为累计赤字的变化幅度。为突出不同大病保障制度对新农合基金可持续性的影响，研究保留了江阴的精算结果。江阴因为大病医疗救助的资金来源于财政、民政和慈善三方缴费，而非新农合基金，所以引入前后赤字发生时点和金额均未发生变化。

3.结果讨论

通过对样本地区引入大病保险前后新农合基金收支情况的精算分析和敏感性测试，研究得到以下三点结论：第一，维持当前筹资标准和补偿比例，即使不引入大病保险政策，样本地区新农合基金也存在超支风险。2015～2020 年各地区将陆续出现当期收支逆差，并在 2024 年前相继出现累计赤字。尤其是，丹徒新区、泰兴市等地区的新农合基金目前已经是在负债运行；第二，引入大病保险政策后，虽然不一定会提前赤字时点，但势必增加新农合基金运行压力和基金赤字风险，影响新农合基金的可持续运行；第三，提高个人缴费额或县级财政补助金额，能够减轻新农合基金的运行压力。相反，如果继续提高新农合补偿支出水平，则会进一步恶化新农合基金的财务状况。可见，实施农村居民大病保险政策，虽然为新农合基金结余的使用指明了方向和途径，一定程度上减轻了大病患者的高额医疗费用负担。但从新农合基金当前的财务状况看，这种依靠新农合基金结余购买大病保险的筹资方式不具有可持续性，同时会增加新农合基金本身的压力和运行安全性。

第三节 样本地区参合农民重大疾病保障制度的基金支付方式研究

一、样本地区参合农民重大疾病保障制度支付方式现状

不同统筹地区间，参合农民重大疾病保障支付制度也有不同。实行省级统筹的地区均是由省新农合主管部门统一制定支付政策，如甘肃、青海等省份。而对于没有实行省级统筹的地区，多是由省里确定基本的支付标准，各个统筹地区结合实际设置具体的支付比例，如江苏省。表 7-11 中呈现了样本地区大病保险补偿比例的具体情况，明显可见，受不同区域经济发展水平和农村居民人均纯收入水平差异的影响，不同新农合统筹地区的大病保险起付标准设置存在明显差异。

表 7-11 江苏省部分统筹地区农村居民大病保险补偿比例设置情况

统筹地区	实施时间（年）	人均筹资（元）	保障水平
江阴	2001	个人不缴费，财政、民政、慈善三方筹集	门诊特殊病种，起付线 1000 元；重大疾病患者，起付线 2 万元；门诊/住院大病救助封顶 20 万元
溧阳	2014	20	起付线：1.7 万元；起付线 5 万元以下，50%；5 万元~10 万元，60%；10 万元以上，70%；上不封顶
丹徒新区	2014	20	起付线：1.5 万元；起付线 1.5 万元~5 万元（含），50%；5 万元~10 万元（含），60%；10 万元以上，70%
泰兴	2014	15	起付线：2 万元；起付线 5 万元以下（不含），30%；5 万元~8 万元（不含），40%；8 万元~10 万元（不含），50%；10 万元以上，60%；封顶线：8 万元
大丰	2014	15	起付线：1.2 万元；起付线 5 万元以下，补偿 50%；5 万元~10 万元，补偿 60%；10 万元以上，补偿 70%；上不封顶
高邮	2014	20	起付线：1.5 万元；起付线 5 万元以下（不含），50%；5 万元~10 万元（不含），55%；10 万~15 万元（不含），60%；15 万元以上，65%；封顶线，20 万元

注：资料来源于实地调研资料和各个统筹地区卫生网站文件，由笔者整理得到。

二、参合农民重大疾病保障制度支付存在的问题

1.按病种划定重大疾病保障范围，影响了制度公平性

由前述分析可知，当前实施的新农合重大疾病保障制度仅覆盖 22 种疾病。虽然这些病种都是根据疗效确切、费用较高、社会关注等特点筛选的，但显然不能满足患参合农民的需要，大量身患重病的参合农民被排除在制度之外，而且很大部分制度保障外的参合患者疾病经济负担显然要高于制度保障内的参合患者的疾病经济负担。加之新农合重大疾病保障制度实际补偿比例较高，进一步加剧了参合患者的不满情绪。

　　新农合重大疾病保障制度病种的范围太小，很多重症疾病并没有纳入进来。譬如，同为癌症，肺癌就已经纳入到新农合重大疾病保障范围，但肝癌却没有纳入进来。另外，除了上述病种选择的不公平之外，同一病种的不同分期也会受到报销限制，譬如结肠癌患者，第一诊断必须为结肠癌（ICD-10：C18），且行结肠癌根治切除手术不可报销，R0切除的结肠癌（Ⅰ期、Ⅱ期、Ⅲ期）则不在报销范围。

　　可见，即使参合患者所患病种已经进入到新农合重大疾病保障范围，但也有可能受到病种分期的限制难以进入报销范围。即便进入报销范围，如果使用不在报销目录的自费药品和医疗服务也难以得到报销。大病保险制度实施后，新农合重大疾病保障制度报销后的患者还可能得到大病保险制度的报销，进一步增加了保障的不公平性。

　　2.按病种定额或者限额标准付费，降低了目标精确性

　　按病种付费是预付制中的一种，主要是通过"打包付费"和"预算先结"的方式，将医疗机构的经营模式由"以收入为中心"转变为"以成本为中心"。由于该种付费方式能够克服医疗服务提供过程中发生的医生诱导需求和药品过度供给等问题，不但是新农合重大疾病保障制度的基本支付方式，也是近年新农合较为推崇的一种付费方式。2012年人力资源与社会保障部、财政部、卫生部发布的《关于开展基本医疗保险付费总额控制的意见》就明确指出，要在开展总额控制的同时，积极推进按人头、按病种等付费方式改革。按病种付费方式多是根据一个疾病的主诊断为依据确定定额或者限额标准，多用于病情诊断明确的疾病。但在实际运行中，疾病尤其是重大疾病大多病情复杂、病程较长，且个体差异较大，并不适用按病种付费。而且各个省份和地区在确定重大疾病病种的过程中，还存在很大的主观性。

　　当前，新农合重大疾病保障制度病种范围的确定，存在很大程度的主观性，而且病种种类更新很慢。譬如大丰区，22种重大疾病中发病频率较高的疾病只有15种左右，2013年新纳入范围的尿道下裂至今没有病例。而且，随着县级医疗机构补偿比例和医疗技术水平的提高，部分疾病在县级医疗机构就可以得到很好的治疗，继续纳入新农合重大疾病保障制度范围，实际会增加患者的外流和新农合基金的浪费。

　　另外，当前的新农合重大疾病保障范围内的病种，很大一部分是采取限额标准付费的，即如果参合患者的医疗费用不超过限额标准，医保机构按照参合患者实际治疗花费的医疗费用对医疗机构进行付费。可见，这种按病种付费方式并不属于严格意义的预付制。而且，关于病种定额或者限额标准的确定，国家或者省级层面均未给出同一、细化的分类和测量标准，病种费用标准确定也明显缺乏科学性。病种的定额或者限额标准制定过高的话，反而会造成医疗资源的浪费和医疗费用的上涨，给医疗机构创造了调整治疗方案和增加治疗费用的空间，还会影响地方主管部门的工作热情和参合患者的受益水平。与之相反的是，如果病种定额或者限额标准制定过低，也会带来明显的负作用，尤其对于经济发展水平落后的统筹地区。因为这类地区的费用标准本来就很低，如果患者需转诊到经济较为发达地区的医院就医，根本没办法得到充分补偿。

　　3.依据人均纯收入设定大病保险起付标准，缩小了制度受益面

　　基于对多个统筹地区大病保险起付标准的整理和分析可知，不同地区在起付线的设置

上存在明显差异，但均是围绕农村居民人均纯收入。这可能带来两方面问题：

第一，即限制一部分家庭特别贫困的参合患者进入保障范围。基于实地调研情况可知，样本地区多少都存在这样的现象，即患者因为家庭贫困无法支付基本的医疗费用，更无法达到大病保险的起付标准。举例来说，如果新农合政策补偿比为70%，大病保险的起付线是6000元的话，那么参合患者合规的医疗费用至少要在20 000元以上，才可能进入大病保险的补偿范围。假设参合患者的合规的医疗费用为21 000元，那么经新农合报销后的自付费用为6300元，但能够进入大病保险补偿范围的只有300元，且报销比例最低档一般在50%。这其中还不包含参合患者政策范围外的药品费用、检查费用和器材费用等。可见，大病保险起付线的设置人为地限制了部分家庭经济贫困的参合患者进入大病保险保障范围，有违大病保险制度设计的初衷。

第二，受中国家庭传统家庭观念的影响，大病实际影响的是一个家庭而不仅是参合患者个人。因此，以农民上年人均纯收入确定起付标准的合理性受到严重质疑。一方面，如果患病者是家庭的主要劳动力，即家中的主要经济来源，则患病不仅会给参合患者本人，还会给参合患者家庭带来沉重打击。这与实地调研的结果相一致，如果患病的是家中的主要劳动力，半数以上参合患者对家庭经济状况相比患病前的主观评价是明显恶化。另一方面，如果患病的不是家中劳动力，如没有经济收入的年迈老人，且这个家庭经济收入状况较好的话，在新农合重大疾病保障制度给予一定补偿的同时，这个家庭陷入灾难性卫生支出，或者说发生因病致贫的可能性很小。这就削弱了大病保险政策旨在减轻大病患者高额医疗费用负担的目的。

第四节　样本地区参合农民重大疾病保障制度经办管理研究

一、样本地区参合农民重大疾病保障制度经办管理现状

基于前文关于我国参合农民重大疾病制度经办管理模式的梳理，研究进一步以样本地区为例分析了当前我国参合农民重大疾病保障制度经办管理中存在的主要问题及其原因。总的来说，尽管大多数统筹地区都主张基金的"一站式"结报，但在实际操作中还有很多例外，如目录外用药、转外就医。①镇江市区虽已经实现了城乡统筹，但在实际操作中新农合与城镇居民仍未实行统一管理。参合农民患新农合重大疾病保障范围内的大病后，需在当地的定点医疗机构开具证明，填写新农合重大疾病保障申请表，并提交至当地的医保管理中心。如果参合患者的条件符合报销要求，按规定可以直接在定点医疗机构即时结报，但因为累计报销次数的限制，很多参合大病患者需要后期再次到当地的医保中心进行二次报销。②溧阳市自2004年开始即将新农合的经办工作交予商业保险公司在运作，为了防止过度用药增加新农合基金的负担，该地区对于转外就诊的报销一直采取事后报销。参合患者在就诊后携带全部报销材料交予商保机构派驻各个乡镇的办事处工作人员，或者直接到

市健康管理中心进行结报[①]。

农村居民大病保险的经办管理则与新农合重大疾病保障制度有所不同。2605 号文件明确指出,地方主管部门在制定好诸如筹资、报销范围等基本的政策要求后,由政府招标选定承办大病保险的商业保险机构。随着落实大病保险工作的不断推进,卫计委等主管部门也反复提出要以地市或省为单位引入商业保险机构承办大病保险[②]。商保机构中标后,可以以保险合同的形式承办大病保险并承担经营风险,自负盈亏。截至目前,已有很多地区商保机构实现了新农合经办和大病保险承办的全流程服务,江苏省江阴市、南通市等地区还在此基础上支持商保机构开发补充性的商业医疗保险,为重大疾病患者再添一重保障。溧阳等地区还充分利用商保机构的在外地定点医疗机构的网点优势,为转外就医的大病患者提供预约服务和就诊咨询,极大地方便了参合患者的就诊服务。

此外,江苏江阴、溧阳等地区的商保机构不但已经介入到农村居民大病保险的经办中,而且一直在新农合本身的经办中发挥着重要的作用。如江阴市,2001 年江阴市新农合成立之时,商保即参与到新农合经办中,与其合作的商保机构是太平洋保险公司,专门负责业务运作、结报和审核。从发展情况看,商保机构不但在监管稽核方面发挥了重要作用,且在大病医疗救助制度之外推行了具有商业保险性质的新农合补充医疗保险,即为大病患者提供了更多的保障,也增加了商保机构在该地区的影响和业绩。在新医改"探索委托商业保险机构经办各类医疗保障管理服务"的精神指导下,商保机构逐渐在更大范围和更高统筹层次上参与到新农合经办服务中。2012 年,卫生部在《关于加快推进农村居民重大疾病医疗保障工作的意见》(卫政法发〔2012〕74 号)中明确规定允许具有资质的商保机构经办新农合重大疾病医疗保障管理服务。截至 2013 年,全国已有 200 多个统筹地区委托商保机构经办新农合业务,并形成了河南洛阳为代表的特色管理运行模式。

二、样本地区参合农民重大疾病保障制度经办管理存在的问题

1.新农合主管部门管理资源匮乏

有研究显示,当前的医保经办机构工作人员每人平均服务 10 000 人次左右的参保人员,工作负担极重,县级机构矛盾更为突出。这与调研地区的实际相符合。通过对调研地区合管办在编人员信息的汇总发现,县(市)级统筹地区合管办在编人员一般为 5 人左右,根本不能满足新农合数据审核、费用结报和监管稽核等多项工作的需要。在信息平台建设滞后的新农合统筹地区,人员编制不足问题进一步突显,很多统筹地区的大病保险理赔主要是依靠人工方式结算,不仅耗费人力物力,增加了管理成本,还影响到大病患者方便、及时地获得报销补偿。体制原因导致新农合主管部门人员编制不足,有些统筹地区需要长期借调其他部门或者公立医院人员完成自身工作,商保机构的加入对缓解新农合人员编制不足问题具有重要作用。但是,部门本位主义观念较大地限制了商保机构经办优势的发挥,很多统筹地区的商保机构都是象征性地参与当地的大病保险经办工作,与引入商保的政策目标差距较大。一些统筹地区为了保障大病保险基金的安全,纷纷将应置于最后发挥兜底

---

① 资料来源于课题组在 2015 年 3 月~2016 年 1 月开展的实地调研。
②《国家卫生计生委办公厅关于做好新型农村合作医疗几项重点工作的通知》国卫办基层发〔2014〕39 号。

功能的民政救助和慈善救助补偿提到大病保险补偿前,进一步抑制了大病保险功能的发挥。

2.商保机构优势没有得到充分发挥

农村居民大病保险是中国特色医疗保障体系的一个制度创新。政府引入商保机构的目的是想利用它的专业优势,提高大病保险的运行效率、服务水平和质量。但在实际运行中,商保机构大多只参与大病保险费用的报销工作,加之各统筹地区的保障范围大多与新农合政策范围相同,商保经办甚至不需要费用审核,只需按照协议比例进行简单计算。资金筹集也是简单执行省级标准,并没有发挥商保机构的精算优势,结合本地区的经济发展和新农合情况做出调整。而且,很多商保机构经办大病保险并不需要与新农合共同承担风险,尤其是政策性风险,也抑制了商保机构的监管动力。

研究认为,这主要出于以下几方面原因:第一,很多统筹地区对商保经办大病保险创新模式认识不足,并没有真正接受商保机构参与大病保险的经办工作。仅有很少地区的商保机构在前期参与过新农合的经办,二者缺乏合作的基础。第二,在商保机构经办大病保险后,自身的监管审核和全国网点优势并没有得到有效发挥,合署办公多流于形式。第三,新农合本身信息系统建设滞后,商保机构也没有成熟的大病保险网络系统,二者之间不能实现必要信息的资源共享,进一步限制了大病保险工作的开展和新农合监管能力的提升。

3.监管考核机制建设不完全

健全的监管考核机制是保障制度良性运行的关键。随着新农合管理制度的完善和商保机构的加入,很多统筹地区都在不断拓展和深化自己的监管考核机制。对于统筹区域内的医疗机构,新农合主管部门大多建立了相对完善的监督考核机制,并随政策变化作出相应调整,如江阴市形成的三级稽核网络。当前参合农民重大疾病保障制度的监管考核主要存在以下两方面问题:第一,新农合主管部门对统筹地区以外医疗机构的医疗行为监管乏力,尤其对那些经济发展水平高于本地的地区医疗机构,进一步增加了监管难度。

综合各个地区的医疗费用报销方案可以明显看出,降低报销比例是通用的降低医疗费用和抑制过度医疗行为的举措,办法"简单粗暴",且不存在对实际发生违规诊疗和过度用药行为进行科学监管,很多时候只会增加参合患者的医疗费用负担。第二,缺乏对商保机构的有效监管和量化考核。商保机构经办大病保险虽然事先签订了协议,并明确了权利、义务和责任,但是商保机构的服务是否到位,是否为了追求盈利降低服务标准和质量,是否做到了应赔尽赔,都没有具体的标准予以衡量。从实地调研结果可以看出,商保机构参与大病保险的经办大多只承担简单的费用报销工作,有些地区需要共担部分经营风险,有些地方甚至不需要承担任何风险。年初时,新农合主管部门按照大病筹资标准将大病保险基金划拨到商业保险公司账户,但是否存在商保机构借用大病保险基金进行其他项目的投资,并没有严格的监督和管理。一旦金融市场出现波动,甚至可能影响大病保险基金的未来制度能力,造成参保参合患者对新农合主管部门和农村居民大病保险制度的失信。

4.部门和制度间缺乏有效协同

大病保险政策运行后,不同制度的协同问题格外凸显。具体来说,一方面表现在大病保险制度与民政救助制度补偿上顺序的混乱。调研中发现，各个样本地区出于对新农合基金安全性的考虑，对新农合、大病保险、民政救助和慈善救助设置了不同的补偿顺序。对于基金运行相对稳健的统筹地区，大多将大病保险补偿置于民政和慈善救助之前，如溧阳市、大丰市，这一补偿顺序理论上符合国家政策的要求。而对于基金缺口相对较大的统筹地区，则将民政救助和慈善救助放置于大病保险补偿之前，新农合补偿之后，如镇江市，以最大化的减少新农合基金的支出（因为大病保险基金源自新农合基金，大病保险基金结余要返还新农合基金之中）。也有个别统筹地区，因为部门间的职能尚未理顺，大病保险与民政救助、慈善救助实施同平台补助，即民政补偿和大病保险重复补偿。

除了部门间的协同问题外，参合农民重大疾病保障制度本身也存在一定问题。主要体现在新农合重大疾病保障制度和农村居民大病保险制度之间。虽然两项制度的保障方式和保障对象不同，但是两项制度的资金均来自于新农合基金，且大病保险是对新农合和新农合重大疾病保障制度更进一步地补偿，而新农合重大疾病保障制度本身的补偿比例已经很高。直接带来两方面的问题，一是新农合基金负担的加重；二是影响制度的公平性。因此业内关于两项制度是否应该并存和如何并存问题一直存在较大的争议。江苏高邮出于基金安全和管理的考虑，在大病保险制度实施后，通过事前协商和与参合农民签订协议的方式，停止了新农合重大疾病保障制度的运行，以保障整个农村医疗保险体系的有序发展。

第五节　参合农民重大疾病保障支付制度优化设计方案

一、参合农民重大疾病保障支付制度优化设计原则

1.收支平衡原则

"以收定支、收支平衡"原则是我国社会医疗保险制度运行的根本原则。重大疾病保障制度要想实现可持续发展，同样必须遵循这一原则。从参合农民重大疾病保障制度运行的实际情况可知，我国参合农民的重大疾病保障制度虽然制度独立，但是资金仍然来自于新农合基金池，重大疾病保障制度补偿支出增加，不但会给新农合基金带来赤字风险，同时还可能挤占参合农民的基本医疗保险水平[①]。因此，参合农民重大疾病保障制度的补偿支出必须确定在可筹集资金的范围内。加之受财政支出压力不断增加、参合农民医疗需求不断提高、医疗费用快速增长等多方面因素的影响，当前新农合基金的运行风险也在不断增加，进一步限制了参合农民重大疾病保障水平的提升。

可见，坚持收支平衡原则的关键还在"收"上，即想要提高参合农民的重大疾病保障水平，需要做大大病保障资金的蛋糕，有了充足的资金保障，才能进一步拓宽和提高参合农民重大疾病的保障范围和保障水平。收入是硬约束，实现参合农民重大疾病保障制度的可持续发展，必须要遵循收支平衡的基本原则，不能为了政绩需要或者错误设计，做出"竭泽而渔"的举动。即当存在一定的累计结余时，盲目地提高参合农民的医疗保障水平。但

---

① 这一点，作者已经在《大病保险队新农合基金可持续运行的影响评估——基于江苏省调研数据的精算评估》一文中进行了详细的论述，该文章发表在《统计与信息论坛》杂志 2016 年第 3 期上。

也不能过度保守，要有长远的设计和打算，努力地将大病保障资金控制在基金允许的范围内，以减轻参合患者的大病医疗费用负担和实现创新支付方式的基本目标。

2.公平优先原则

公平与效率之间的关系问题，一直是学界争论较大的问题。既有学者认为公平与效率是一对不可调和的矛盾，就像鱼和熊掌一样，二者不能兼得；但又有学者认为公平与效率之间是能够调和的，即提高效率可以促进公平，而公平分配又可以进一步提高效率。在关于参合农民的重大疾病保障问题上，研究认为，我们应该坚持"公平优先、兼顾效率"的原则。主要考虑以下两方面原因：第一，依据公共物品理论可知，医疗保险是典型的准公共物品，因此应该由国家提供和支持，且提供过程坚持公平优先的原则；第二，重大疾病保障制度保障的是参合农民的身体健康，关系参合农民基本生理需求，在这样的问题选择上，重大疾病保障制度理应优先关注公平。但同时我们必须看到，医疗资源是有限的，政府作为政策的制定者和实施者，必须要关注医疗资源利用产生的社会效用问题。因此，在重大疾病保障支付制度的设计过程中，我们不但要关注公平，同时要兼顾效率原则，以促使医疗资源效用的最大化发挥，能够实现社会福利的最大化。

3.技术可行原则

科学的参合农民重大疾病保障提升路径，必须具备可操作性，即技术可行。一方面，想要提高参合农民重大疾病保障水平并不是一味地提高补偿比例就能实现的。根据健康经济学理论可知，医疗保险制度除了能够帮助参保参合患者规避风险之外，还会增加参保参合患者的医疗服务消费，带来医疗服务价格的上升，以及减少参合患者的医疗服务利用。因此科学的参合农民重大疾病保障支付制度除了有能力提高参合患者的补偿水平外，还要有能力控制医疗费用的不合理上涨、防止产生道德风险和避免发生医生诱导需求。

另一方面，近年国家在全国范围倡导引入商保机构经办农村居民大病保险，实现政府和市场的有机结合。在准公共产品的供给过程中，想要政府和市场都能发挥积极的作用，就存在一个衔接的问题。就政府来说，必须要从大病保险的资金管理、业务经办等领域淡出，让商保机构充分参与到大病保险的管理经办中；而就商保机构来说，必须要保障其有基本的盈利率，至少保证它的经办和运行费用。从技术可行角度看，前者关系到公共产品供给领域的放开搞活，而后者则涉及商保机构的经办热情和可持续发展动力，二者共同决定了参合农民重大疾病保障制度供给的质量和效率。

4.动态发展原则

任何制度的建立都需要考虑可持续性问题，参合农民重大疾病保障制度的建立和修正也是如此，必须考虑到它的长远效应。随着经济社会的不断发展，参合农民的经济收入水平不断提高，对医疗保险的需求也会有更高要求，且呈现明显的多样化特征。但是，重大疾病保障制度的目标不应该发生变化，还应是力图减轻参合患者的大病负担，缓解因病致贫、返贫问题。另外，无论是参合农民中的重大疾病患者人数增加还是疾病谱发生改变，重大疾病概念的界定不应发生显著变化，重大疾病概念的界定或是保障水平的测量均应通过微调部分参数得以完成，而不是对制度本身进行重大修正。参合农民重大疾病保障制度的建设必须要符合国情、经济社会发展的阶段及制度目标的要求，循序渐进地动态发展。

二、参合农民重大疾病保障支付对象

当前参合农民重大疾病保障对象主要保障两类人群，一是新农合重大疾病保障制度纳入保障范围的患者；二是个人自付的合规医疗费用超过地区衡量标准的人群。尽管这部分人群确实是重大疾病人群，但却不一定是容易发生因病致贫、返贫的人群。根据新农合重大疾病保障制度和农村居民大病保险的相关文件明显可知，上述制度均明确指出旨在切实避免人民群众因病致贫、因病返贫[①]。可见，从减轻疾病经济负担的角度看，任何医疗保险制度均能发挥这方面的作用。但如果旨在避免发生因病致贫和因病返贫问题，则应有所差异，一要精准定位重大疾病保障对象，二要提高重大疾病补偿水平。

就第一方面来说，可能成为重大疾病保障对象的有两类人群，一是家庭贫困且可能因为重大疾病显著恶化的；二是家庭相对富裕但会因为重大疾病返贫、致贫的。关于保障对象的选择，需参考两个衡量标准：第一，当前家庭经济情况，即全年家庭可支配收入情况，以此考察这个家庭应对大病风险的能力和发生因病致贫、返贫的可能性；二是参合患者所患疾病的种类，对于一些发病率较低的罕见病，虽不能纳入按病种支付范围，但可以作为重点关注对象给予制度倾斜。对于重大疾病病种的确定，各地区可在资金允许范围内，根据病种的费用、发生频率和社会影响等因素确定。但对参合农民家庭经济状况信息的统计，则需要根据家计调查制度进行，并需要多部门的配合和协调。

对于符合保障条件的重大疾病患者，重大疾病保障制度应该提高补偿水平。当前新农合重大疾病保障制度虽给予纳入覆盖范围的病种较高的补偿比例，但毕竟纳入范围的病种数量有限，且盲目扩大病种范围有可能造成新农合基金的提前赤字。而对于农村居民大病保险制度，虽然覆盖范围较广，但却同时存在对象界定不清和起付标准不科学的显著问题。将农村居民大病保险作为一项普惠型的制度予以推广，非但弱化了重大疾病保障制度减轻参合患者因病致贫、返贫作用的功能，而且排除了一部分真正需要重大疾病制度保护的人群。因此，研究认为，第一，应该将新农合重大疾病保障制度范围内的病种逐步纳入新农合按病种付费方式改革中，防止农村医疗保险体系过度碎片化；第二，应做好新农合与农村居民大病保险制度之间的衔接，对于符合重大疾病保障条件的参合患者，影响对条件外的患者进一步降低起付标准和增加补偿比例；第三，应适度扩大农村居民大病保险的合规医疗费用范围，对于特定疾病的特许药品，也应纳入到相应的保障范围内。同时，通过支付方式的改革引导医疗机构减少目录外用药，减少参合患者自付费用负担。

三、参合农民重大疾病保障支付范围

基于前面的分析可知，参合患者尤其是大病患者医疗费用的目录外用药和服务占比较高。因此，为减轻大病患者的医疗费用负担，2605号文件明确指出，大病保险对新农合补偿后需个人负担的合规医疗费用给予保障。而对于合规医疗费用概念的界定，文件同时指

[①] 如《国务院办公厅关于全面实施城乡居民大病保险的意见》（国办发〔2015〕57号）。

出，是指实际发生的、合理的医疗费用（可规定不予支付的事项），具体由地方政府确定。但从实际操作中看，绝大部分统筹地区都没有扩大大病保险的支付范围，个别在大病保险运行初期扩大范围的统筹地区，当年基金出现明显超支，如江苏省高邮市。结合前文关于参合农民重大疾病保障的制度属性界定和保障对象范围，研究认为应结合病种逐渐扩大支付范围。但考虑到我国省（区、市）之间差异较大，支付范围的确定应以省为单位，以方便参合大病患者的省内就医和结报，亦有利于同一省份不同地区及不同省份之间补偿水平的比较。

四、参合农民重大疾病保障支付方式

1.针对参合农民重大疾病保障医疗服务需方的支付方式

根据前文关于样本地区新农合重大疾病保障制度的实际补偿情况可知，参合农民重大疾病保障制度确实在新农合制度基础上继续提高了对参合患者的补偿水平。以普遍覆盖的农村居民大病保险制度为例，农村居民大病保险确实起到了提高参合大病患者的医疗保障水平，从政策补偿比看，高邮最高达 14.19%，泰兴最低也有 2.38%；从实际补偿比看，高邮最高为 8.13%，泰兴最低仅为 1.69%，显然，尚有部分地区农村居民大病保险补偿比例较低，且政策补偿比与实际补偿比之间差距明显。其中一个至关重要的原因就是受大病保险补偿政策设计的影响，起付线高或者支付比例低的地区农村居民大病保险补偿水平有限，如泰兴。

之所以设计起付线和支付比例，主要是出于以下三点考虑：一是增强大病患者的费用意识，减少医疗资源的浪费；二是将相对小额的医疗费用剔除在大病补偿范围之外，有利于降低管理成本；三是当前我国新农合基金总量有限，设置起付线有利于集中有限资金抵御大病风险，以突显重大疾病保障制度保障大病的目的。但是，如何合理设计大病保障的起付线和分担比例成为关键，因为过高的起付线或者过低的支付比例设计都会直接降低参合患者的受益水平和影响参合患者的就医行为。考虑到参合农民重大疾病保障对象内容，研究认为，应该针对不同的保障对象设置不同的起付标准和支付比例，而评判依据亦为前文提及的参合患者家庭经济负担能力。

2.针对参合农民重大疾病保障医疗服务供方的支付方式

面向医疗机构设计科学的支付方式，根本上是要在医疗费用控制、服务效率提升和服务质量优化三者之间寻找到平衡。明显可见，这三个方面都是与参合患者的重大疾病保障水平密切相关的重要方面。其中，医疗费用高低，直接关系到参合患者是否可以降低疾病经济负担，或者以同等的医疗费用支出获得更优质的医疗服务；而合管办作为第三方机构向医疗机构付费，虽存在议价优势，但向医疗机构支付医疗费用的方式却直接影响着医疗机构提供医疗服务的热情和态度。因为我们实行的是费用为基础的补偿模式，因此，参合农民重大疾病保障医疗服务供方的支付制度设计，不应是孤立于新农合对医疗服务供方的支付制度之外的，两者从根本上讲应是统一的。

本研究认为，当前面向医疗机构的支付制度设计，应继续推进总额预付下的以按病种为核心的复合式支付方式改革，强化按病种支付与新农合支付方式改革之间的衔接，如将新农合重大疾病保障制度覆盖范围内的病种逐步纳入新农合支付方式改革的范围，对符合重大疾病保障条件的参合患者可以按规定相应提高补偿水平。对于病种的筛选，我们应能保证做到细化病种的分路径和临床路径，完善诊疗规范和指南，并逐步形成标准化的诊疗方案，以准确、合理确定医疗费用，避免制度运行违背设计初衷。对于不能纳入按病种偿付的病种，应在坚持收支平衡、略有结余的原则下，实行总额预算下的按人头、按病种、按床日等多种付费方式相结合的结算办法，营造安全的基金运营环境和合理的医疗费用增长机制。

此外，本研究认为，支付方式改革必须要抓住控费的源头——医生，应打通医保、医院和医生之间的付费通道，如借鉴泰国实施的对医生进行所有疾病打包付费的支付方式，从源头扼杀医生诱导医疗的动力；或者在经济发展水平相对落后的地区，实行按人头付费的结算方式，不但可以减少管理成本、操作简单，而且还能在一定程度上确保制度的公平性。

第八章　提升参合农民重大疾病保障水平的建议

第一节　参合农民重大疾病保障水平提升的基本原则

尽管参合农民重大疾病保障制度与新型农村合作医疗制度均旨在提高参合农民的医疗保障水平，但是前者更重在发挥托底保障功能，即保障参合农民避免因大病发生贫困。然而，基于前述分析可知，参合农民重大疾病保障制度建设和保障水平提升不可能一蹴而就，也不可能单纯依靠政府力量完成。2016年国务院《关于整合城乡居民基本医疗保险制度的意见》(国发〔2016〕3号)提出要整合城乡居民医保制度，并明确了工作进度和部门责任。显然，未来重大疾病保障制度要在更大范围发挥保障作用。因此，参合农民重大疾病保障水平在建立伊始即该明确基本原则，且在工作开展和保障制度建设中始终坚持这些原则。具体来说：

一、兼顾公平效率，提高人民健康福祉

减轻参合患者高额医疗经济负担，避免发生因病返贫、因病致贫，是我国参合农民重大疾病保障制度的基本目标。制度建设过程，我们应始终坚持提高参合患者健康福祉的目标，不仅减轻参合患者及其家庭的疾病经济负担，还要从长远着眼，防止参合患者及其家庭陷入长期贫困。参合农民重大疾病保障制度建设过程中，要正确处理公平和效率的关系，公平是基本医疗保险制度建立的基石，更是参合农民重大疾病保障制度追求的目标。但是，不能因此忽略了提高医疗卫生资源利用效率的机会，如加快改革重大疾病保障支付制度，提高经办管理效率，控制医疗费用的不合理上涨等。由此可见，兼顾公平和效率是更好地提高参合患者医疗保障水平和解决区域保障水平差异的根本。

二、遵循基本国情，适时适度提供保障

当前，我国参合农民重大疾病保障制度建立正面临经济下行发展压力增加、财政收入增速放缓、人口老龄化程度加深等诸多危险因素，而且，我国参合农民人数众多（参合人口占全国总人口的一半），城乡间、地区间经济发展差距巨大。充足的资金来源显然是重大疾病保障制度能够发挥作用和得以持续的根本，但是，参合农民重大疾病保障制度筹资不能单纯依靠新农合基金结余或者下年提高筹资标准，也不能单纯依靠地方财政的无限投入。参合农民重大疾病保障制度建设，必须遵循基本国情，根据基金规模确定保障范围和保障

水平,着重保障最需要制度帮扶的人群,而不能简单地"撒芝麻盐"或提高二次补偿比例,需要科学的设计和规划。

三、坚持政府主导,多元主体共同参与

参合农民重大疾病保障制度主要是发挥兜底保障功能,因此政府需在其中发挥兜底保障功能。但由前面的分析可知,重大疾病保障水平的提升,并非单纯政府主导或者一味增加财政补助就可以实现的,甚至可能事与愿违。因此,参合农民重大疾病保障制度的发展和完善,不仅要坚持政府主导,还要坚持医疗机构、参合患者、商保机构等多个主体的责任共担,全力推进参合农民重大疾病保障制度建设。如发挥商保机构在经办管理方面的优势,做好对医疗费用的控制和监管稽核,再如参合患者要形成自觉控费的意识,防止医疗资源浪费等。

第二节 参合农民重大疾病保障水平提升的具体措施

一、坚持以患者为中心,提升健康福祉

正如《2015—2020年全国医疗卫生服务体系规划纲要》指出的,医疗保险制度是增进人民福祉的重大举措,同时也是全面建成小康社会的关键内容。而参合农民重大疾病保障制度是一项旨在为参合患者尤其是可能因为疾病发生致贫和返贫的参合患者提供医疗保障的制度。经由前面的分析可知,重大疾病不仅会给参合患者带来沉重的经济负担,重要的是会影响参合患者的可行能力,如健康、劳动、交往等多个方面。而重大疾病保障制度提供的也不仅仅是经济补偿,同样包括对参合患者可行能力的改善。新农合主管部门应坚持以参合农民为中心、以保障参合患者为目的开展重大疾病保障工作,向参合患者提供人性化的服务。这样才能最大化地提高参合患者的福利水平和可行能力,同时增加对新农合主管部门和重大疾病保障制度的信心和认同感。

实地调查中发现,很大部分大病患者平时缺乏保健意识,更没定期体检的习惯,结果发现患病时很多已经处于较为严重或者急剧恶化的阶段,严重影响了治疗效果和疾病愈后,也增加了新农合基金的负担。新农合重大疾病保障制度虽然旨在保障患重大疾病的患者,但是不应该将新农合重大疾疾病保障制度的经办管理与新农合的经办管理剥离开,两者应该是一脉相承的。当前农村环境在不断恶化,农村居民发生肿瘤等重症疾病的概率也在不断增加,而且随着生活条件的改善,农村居民中患慢性疾病的比例也在提高。新农合基金应该增加在参合农民健康体检方面的支出,从根本上预防重大疾病的发生。

除了病前筛查外,新农合重大疾病保障制度还应在参合患者的能力恢复方面做好与新农合的协同工作。参合患者只有在第一诊断为重大疾病保障范围内的疾病时,才能进入新农合重大疾病的补偿范围。对于农村居民大病保险来说,除了有起付线的限制外,也还有合规医疗费用的约束。调查中发现,康复期大病患者的就诊费用、药品费用,甚至化疗费用都不能进入到参合农民重大疾病保障范围,这部分支出不但时间长,而且金额也较大,

是造成参合患者家庭持续性贫困和因病致贫、返贫的一个重要原因。重大疾病患者的后期康复费用应该以何种方式纳入新农合基本医疗费保障范围，也是值得思考的一个关键问题。

二、加大政府投入，拓宽筹资渠道

伴随人口老龄化程度的加深，新农合基金使用率将进一步提高。根据前文对新农合基金的匡算结果可知，引入大病保险必然会增加新农合基金赤字风险，影响新农合基金的可持续运行。因此，在部分统筹地区新农合基金已经或者即将出险的情况下，继续依靠新农合基金推进大病保险显然是不合理和不可持续的。非但不能实现大病保险减轻参合患者疾病经济负担和解决因病致贫、因病返贫问题的目标，还可能影响当前新农合基本医疗保障水平。研究通过对实地调研数据的分析发现，超过半数样本地区在实施大病保险政策后，新农合基本医疗保障水平相比上年明显下降，下降幅度平均在2%左右。可见，利用新农合基金购买大病保险确实存在挤占新农合补偿支出和降低基本医疗保障水平的可能。

稳步推进参合农民重大疾病保障水平，除了要提高参合农民重大疾病保障制度（即新农合重大疾病保障制度和农村居民大病保险）的保障水平外，还要继续提高新农合基本医疗保障水平。而提高保障水平，前提和关键就是要建立稳定和具有可持续性的筹资机制。考虑到农村居民大病保险兜住保障底线和缓解因病致贫的政策目标，各级财政应在参合农民重大疾病保障制度的健全和完善中发挥更为重要的作用。如江阴市建立的财政、民政和慈善三方筹资的大病医疗救助制度不乏是优化大病保险筹资机制的有益参考，尤其是对镇江市、高邮市等新农合基金本身运行压力已经较大的地区。

2004年财政部、卫生部《关于建立新型农村合作医疗风险基金的意见》规定，新农合县（市）风险基金规模应保持在年筹资总额的10%左右。但从各地区实际情况看，风险基金制度功能正在逐渐弱化甚至消失，如镇江市新农合基金已经累计赤字5年。随着人口老龄化程度加深和农业人口外迁速度加快，新农合基金收不抵支的风险会进一步增加，建立健全新农合风险基金制度是帮助新农合基金解决临时周转困难的关键。"以收定支、保障适度"原则是健全风险基金制度的前提和保证，一要根据地区经济发展水平逐步提高新农合筹资标准。但对经济发展落后地区应增加财政补助力度，保证新农合基金具备稳定的筹资来源；二要结合地区实际稳步提高新农合保障水平和扩大保障范围，不能为了政治业绩盲目提高补偿比例，影响新农合基金的可持续运行。对于新农合基金结余较多的地区，可以在科学测定新农合补偿支出和大病保险支出增速的基础上，按比例逐年列支大病保险基金，提高新农合基金的使用效率。

三、加快支付方式改革，实现与分级诊疗的有机结合

2016年4月21日，国务院办公厅出台《深化医药卫生体制改革2016年重点工作任务的通知》再次指出，要进一步深化医保支付方式改革。尽管研究指出要推进符合支付方式改革和加强对医务人员医疗服务行为的监管，但是并未就此进行详细阐述。毋庸置疑，医保支付方式改革一直是深化医改的一个关键关节，直接关系我国医改成功的可能性，也直接涉及医疗机构、参保人和医保基金的各方利益。关于参合农民重大疾病保障支付制度的

设计，除了研究上述的支付对象、支付范围及具体的支付方式外，还需要做好相关的配套措施，如实现重大疾病保障支付方式改革与分级诊疗的有机结合。

研究在实地调研中发现，很多重大疾病患者经住院手术治疗后，仍需要很长一段时间的康复治疗，其中很大部分的康复治疗时间是可以在基层医疗机构解决的，但他们仍然长期奔波于家庭和大的医疗机构之间，进而导致三方面的问题：一是给参合患者带来额外的经济负担；二是长途奔波不利于身体康复；三是造成大的医疗机构医疗资源的浪费。那么，如何改变这种情况呢？其中一种方式就是通过完善差别化医保报销政策，有序引导病情稳定和进入康复期的患者转诊到县级医疗机构，对可能在县级医疗机构诊治的患者尽量就地诊治，实现参合患者"大病进医院、康复回基层"，以发挥医保支付方式在引导供需双方和控制医疗费用方面的积极作用。

2015 年发布的《关于推进分级诊疗制度建设的指导意见》为继续推进参合农民重大疾病保障制度的发展提供了新的思路。分级诊疗就是按照疾病的轻、重、缓、急程度及治疗技术的难易程度进行分级，不同级别的医疗机构原则上应承担不同程度疾病的治疗，常见病、多发病可在基层医疗机构治疗，疑难杂症等危重病应在较高级别的医疗机构救治。但是，随着交通条件的改善和生活水平的提高，参合患者的医疗需求也得到了进一步的释放和提高，很多参合患者无论病情严重与否，均涌向大型医疗机构，导致医疗资源极大浪费，也增加了参合患者的疾病经济负担。

四、实施三医联动，强化部门间协同改革

提高参合患者的重大疾病保障工作，并不是举新农合主管部门一家之力能够完成的，尽管我们引入商保机构参加大病保险的经办管理，但商保机构作为企业组织仅能起到协助配合的作用。切实解决参合农民因病致贫、返贫工作，需要多个部门、多项制度之间的协调和配合。根本上，要加强医院、医保、医药之间改革的联动。医保对医疗、医药资源合理配置与科学使用具有杠杆作用。简单来说，医改就是改医保，既是世界发达国家医疗卫生改革的主要经验，也是当下我国全面深化医改急需解决的症结。因此，要加快医保支付方式改革，推进基本医保全国联网和异地就医结算。此外，还应扩大公立医院综合改革试点城市范围，协同推进医疗服务价格、药品流通等改革。

两个部门之间制度的衔接不同于同一部门内部两个制度的衔接，因为其中会牵涉资金、管理、信息等多项敏感问题，所以难以在两个部门之间统一立场和态度。调研中发现，民政部门和新农合主管部门之间的沟通相对较少，一般地，新农合只要定期向当地的民政部门出具一份运行报告及救助名单即可。加之当前的信息系统不完善，相互之间有很多必要的信息没办法实现共享，也才有了泰兴市大病保险与民政救助的同平台结算。因此，我们一方面要通过举办研讨或者交流增加部门之间的联系，并从意识形态的角度对制度衔接的重要性进行指导和说明。这其中可能需要政府部门发挥更为重要的作用，因为政府是消除制度间隔阂和促进合作的关键力量。政府通过出台政策文件，明确各个部门在制度中应该发挥的作用和承担的责任，可能是解决这一问题的最好办法。另一方面要加快信息平台的建设，从而实现新农合主管部门同商保机构、民政部门之间必要信息的共享，并全面满足数据审核、实时监管、统计分析和质量监控的需求，提高新农合重大疾病保障制度的运行

效率和补偿效果。

五、提高参合农民健康意识，认真做好病前筛查

根据国家卫生和计生委员会发布的《2013 年中国卫生统计年鉴》数据可知，导致 2012 年农村居民死亡的前五位的原因分别是脑血管病、心脏病、恶性肿瘤、呼吸系统疾病和损伤及外部中毒。根据对样本数据的分析可知，69.35%的调查对象所患疾病为各种肿瘤和癌症，足见其对农村居民生活影响的严重程度。另外，研究在调研中还发现，很大一部分患者知道自己患病时，已经进入疾病的末期或者晚期，即使获得良好的治疗，愈后效果也很差。之所以出现这种情况，很大程度上是因为农村居民的学历水平普遍较低，缺乏健康意识，很少有人会进行定期体检和疾病预防。

近年，国家开始在一些地区建立癌症早诊早治的示范基地，2008 年时就已覆盖癌症 7 种和项目点 118 个，并修订出版了《中国癌症筛查及早诊早治指南》（试行）。2009 年时，全国妇联和卫生部联合启动了针对农村妇女的全国性的"两癌"（宫颈癌、乳腺癌）活动，旨在帮助广大农村妇女提高自我保健意识，减少癌症给农村妇女带来的巨大冲击，并取得了显著的效果。针对参合农民自我保健意识差的实际情况，研究认为应该积极推进肿瘤和癌症筛查工作在广大农村尤其是癌症高发地区的普及。通过筛查积极发现处于癌症初期和病变前的高危人群，并通过建档进行跟踪调查，以便及时掌握和了解肿瘤患者的变化情况。一方面可以为大范围的癌症普查、检测和科学研究工作提供数据支撑，另一方面还可以减少医疗资源的浪费。一般来讲，在癌症初期发现的患者愈后一般要好于在癌症中期、后期发现的患者。对于参合患者家庭来说，不但可以减轻参合患者及其家庭的经济负担，而且可以延长参合患者的生命，提高参合患者本人及其家庭生活的幸福感和生活质量。

六、发挥商保机构费用稽核优势，加强基金风险管控

引入商保机构经办或者承办新农合及农村居民重大疾病保障工作，是党和国家深化医药卫生体制改革的创举。需要明确的是，农村居民重大疾病保障是基本医疗保险体系的重要组成部分，应始终坚持政府主办的根本原则，不能本末倒置。商保机构参与新农合和农村居民大病保险管理经办的优势已经得到体现，一方面，商保机构可以利用其在人力资源上的优势，协助新农合主管部门做好对医疗机构日常行为的监管稽核工作。江阴市的三级稽核网络就是一个很好的典型，除了最高级别的稽核是由合管办做出的以外，一级稽核和二级稽核都是由商保机构人员与合管办人员共同完成的。尤其是一级稽核，主要是由商业保险公司在各个医院的专管员完成的，主要工作包括政策宣传、协助沟通、帮助报销等。这样，新农合主管部门不但可以从日常稽核中解脱出来，还可以将更多的精力放在制度建设和综合管理上，从而有效提高新农合及重大疾病保障度的监管效率，控制医疗费用的不合理上涨。另一方面，商保机构还可以利用其在网点上的优势，协助新农合机构做好对转外就医患者的监管稽核。以溧阳市为例，经办该统筹地区新农合业务的商保机构利用其网点优势，不仅方便对转外就医患者的医疗费用审核，还向转外就诊患者提供了很多人性化的服务，比如预约就诊、政策咨询、联系医生等，增加了参合患者对新农合制度和新农合

主管部门的信任程度。

做好商保机构参与农村居民重大疾病保障的经办和承办工作，一要充分发挥商保机构的经办管理优势，做好医药费用审核、报销、结算、支付等工作，协助有关部门完善新农合统筹补偿方案；二要利用商保机构全国联网的信息平台优势，协助医疗机构做好农村居民尤其是农业转移人口重大疾病保障的转移接续和报销审核工作；三要科学测算、合理确定中标商保机构经办承办新农合及大病保险工作的劳务成本，调整商保机构的盈利途径，禁止商保机构从新农合基金中谋取利润，地方政府可以通过分段减免部分税收的办法激励商保机构做好经办管理工作；四要以与商保机构的合作为契机，满足不同层次的医疗服务需求，如推出补充性大病保险，新农合经办机构可以通过农村居民上年度医疗费用的发生情况和购买保额的大小给予一定比例的补助，鼓励经济条件允许的农村居民通过自愿购买方式增加医疗保障。

新农合主管部门在控制医疗费用上涨和监管医疗机构行为方面一直发挥重要作用，第三方付费机制是新农合主管部门进行风险控制的主要手段。新农合主管部门作为主管部门，对相关的违规医疗行为具有合法的处罚权利，从而可以保证其对医疗机构行为的有效监管。但是，即便如此，长期以来，新农合主管部门对医疗机构的监管职能根本没有得到有效发挥，很大程度上是受制于事业单位人员编制的限制，因为缺乏对医疗机构进行监管的人力配置，就导致即便拥有处罚权利，也很难实行有效监管。理论上，自新公共管理运动兴起，社会管理就不再局限在政府单方面，多方治理理念日渐成为业内的主流观点，商保机构虽为企业单位，但参与新农合和重大疾病保障制度的管理同样在理论上具有合法性，因此，产生了商保机构和新农合主管部门共同监管经办的管理体制。

第九章 结　　论

参合农民重大疾病保障问题是党和政府乃至全社会关注的重大民生问题。研究基于森的可行能力理论，将参合农民重大疾病保障水平测量、适宜度评价和支付制度设计三项内容置于一个分析框架。首先分析了重大疾病对参合农民可行能力的影响机制，构建了参合农民重大疾病保障水平测量和评价的指标体系，并运用回归分析方法、因子分析方法和模糊评价方法等对上述问题进行了分析和评价。然后在对参合农民重大疾病保障水平进行测量和对适宜度进行评价的基础上，进一步分析了参合农民重大疾病保障支付制度建立的原则和思路，并对支付对象、范围和方式等内容进行了明确。最后，研究提出了提升我国参合农民重大疾病保障水平的相关对策建议，旨在为我国参合农民重大疾病保障制度建设提供理论支撑和政策参考。总的来说，本研究主要开展了以下四方面工作：

一是，本文通过对我国重大疾病保障相关文件和文献的梳理，并结合我国重大疾病保障概念在农村医疗保险制度中的发展历程，首先从逻辑上理清了各个不同时期重大疾病概念的内涵界定及功能定位。并在借鉴国内外已有研究成果、当前参合农民重大疾病保障现状及本文研究目标的基础上，对参合农民重大疾病相关的概念进行了重新界定，为后文的实证分析奠定了理论基础。

二是，研究在理论分析的基础上，从重大疾病、疾病福利损失和参合农民重大疾病保障制度三方面建立了全文分析的理论框架，而后通过多元线性回归、多分类有序 Logistic 回归及样本选择模型对重大疾病影响参合农民福利状况的机制和路径进行了实证分析，从而为参合农民重大疾病保障水平测量模型的构建、保障水平的测量分析，以及提出重大疾病保障水平提升路径提供理论支撑。

三是，研究从重大疾病影响参合农民福利状况的路径出发，从经济和非经济福利状况两个角度出发构建了参合农民重大疾病保障测量模型，并采用模糊数学方法对样本地区参合农民的重大疾病保障水平进行了测度和分析，另外，研究还基于不同转换因素对参合农民重大疾病保障水平进行了扩展分析，以综合了解当前参合农民重大疾病保障的水平定位。

四是，研究通过对参合农民重大疾病保障制度提高参合患者福利水平路径的分析，提出应从支付对象、支付范围和支付方式等方面设计参合农民重大疾病保障支付制度。研究在提出具体的制度设计方案前，还对支付方式影响医疗费用增长的机制及当前主要支付方式和特点进行了详细的分析，以确保提出的制度设计方案能够有效控制重大疾病医疗费用的增长及减轻重大疾病患者的高额医疗费用负担。

通过系统的分析和研究工作，得出以下几个主要结论：

（1）重大疾病一直是影响我国参合农民致贫和返贫的关键因素。研究通过实证分析方法探析了重大疾病对参合患者各方面可行能力的影响。研究结果表明，重大疾病不但会给参合患者造成沉重的疾病经济负担，还会影响参合患者在健康、劳动、人际交往、心理认同等多个方面的能力状况。

（2）通过构建参合农民重大疾病保障水平评价模型，对样本地区参合患者的重大疾病保障水平和疾病福利损失指数进行了系统的测量和分析，研究结果表明，疾病会显著降低参合患者在经济、健康、劳动、人际交往等多个方面的福利状况，尤其是参合患者的健康能力和劳动能力。同时，研究还基于性别、婚姻状况、教育状况和地区分布等因素，测度了不同转换因素对参合患者福利状况的影响，结果显示，男性参合患者的福利状况要高于女性、已婚的高于未婚的、高学历的高于低学历的、东部地区的高于西部地区的。

（3）参合农民重大疾病保障制度旨在解决参合患者因病致贫、返贫问题，提高参合患者的重大疾病保障水平自然应从重大疾病保障制度影响参合患者的路径出发，即如何提高参合患者的经济补偿和医疗服务水平。本研究在坚持收支平衡、公平优先、技术可行、动态发展等原则的前提下，结合前文关于重大疾病影响参合农民可行能力的机制及参合农民重大疾病保障水平测量评价结果，从支付对象、支付范围和支付方式三个方面提出参合农民重大疾病保障支付制度设计和优化的基本方案。最后，提出了继续提高我国参合农民重大疾病保障水平的对策建议，如坚持以患者为中心，提升健康福祉目标；加大政府投入，拓宽筹资集渠道；实施三医联动，强化部门间协同改革；提高参合农民健康意识，认真做好病前筛查；发挥商保费用稽核优势，加强基金风险管控等。

参 考 文 献

阿马蒂亚·森.2015.生活水平［M］.北京：机械工业出版社.

阿马蒂亚·森.2012.以自由看待发展［M］.任赜，于真，译.北京：中国人民大学出版社.

别红宝，张海霞.2011.开展农村儿童重大疾病医疗保障工作的实践与思考［J］.江苏卫生保健，13（4）：29-30.

常文虎，赵劲红，邹声金，等.2005.大病医疗统筹对农民灾难性卫生支出作用的案例研究［J］.中国初级卫生保健，9（2）：1-6.

陈强.2010.高级计量经济学及stata应用［M］.第2版.北京：高等教育出版社.

陈仁友，尹爱田，赵文静，等.2012.农村居民疾病经济风险与灾难性卫生支出关联性研究［J］.卫生经济研究，（3）：26-29.

陈文辉.2013.我国城乡居民大病保险发展模式研究［M］.北京：中国经济出版社.

程斌，应亚珍.2012.提高农村居民重大疾病医疗保障水平策略探讨［J］.中国农村卫生事业管理，32（6）：551-553.

程令国，张晔.2012."新农合"：经济绩效还是健康绩效？［J］.经济研究，（1）：120-133.

代涛，毛阿燕，谢莉琴，等.2013.我国新农合重大疾病保障制度的政策分析［J］.中国卫生政策研究，6（6）：9-15.

董伟.2012.重大疾病治疗引入筛选机制研究——基于马尔科夫模型对癌症治疗的成本-收益分析［D］.济南：山东大学.

段婷，高广颖，沈文生，等.2014.新农合大病保险制度受益归属与实验效果分析——以吉林省为例［J］.中国卫生政策研究，7（11）：43-47.

方豪，赵郁馨，王建生，等.2003.卫生筹资公平性研究——家庭灾难性卫生支出分析［J］.中国卫生经济，22（6）：5-7.

封进，郭瑜.2011.新型农村养老保险制度的财政支持能力［J］.重庆社会科学，（7）：50-58.

冯黎.2009.贫困地区大病风险冲击下的农户经济行为研究［D］.武汉：华中农业大学.

高进云.2008.农地城市流转中农民福利变化研究［D］.武汉：华中农业大学.

高进云，乔荣锋.2011.农地城市流转前后农户福利变化差异分析［J］.中国人口·资源与环境，21（1）：99-105.

高梦滔，甘立，徐立新，等.2006.健康风险冲击下的农户收入能力与村级民主［J］.中国人口科学，2006（6）：21-32.

高梦滔，姚洋.2005.健康风险冲击对农户收入的影响［J］.经济研究，（12）：15-25.

桂莉，王兴鹏.2012.新型农村合作医疗支付方式研究［J］.安徽农业科学，40（1）：522-523，526.

韩宇，施若.2015.我国贫困地区农村医疗保障的水平及其改革探析——以滇、黔、陕、甘、青五省为例［J］.上海经济研究，（3）：117-122.

何世文.2009.新型农村合作医疗制度绩效实证研究 [J].财政研究,(1):29-32.

胡建平,饶克勤,钱军程,等.2007.中国疾病经济负担的宏观分析 [J].中国卫生经济,26(6):56-58.

黄有光.2016.福祉经济学 [J].东岳论丛,(1):5-14.

焦克源,侯春燕,李魁.2011.公平与效率视角下新农合二次补偿制度的困境与出路——基于甘肃省的调查研究 [J].人口与发展,17(5):8-13.

李静,王月金.2015.健康与农民主观福祉的关系分析——基于全国 5 省(区)1000 个农户的调查 [J].中国农村经济,(10):80-88.

李晓敏,黄江泉,乔勇.2013.大病风险冲击下农户医疗服务利用影响因素分析——来自贫困农户的证据 [J].农业经济,(8):91-93.

李晓敏,黄江泉,乔勇.2014.贫困地区农户大病成员医疗支出影响因素分析——以湖北省红安县为例[J].软科学,28(2):131-135.

李亚青.2012.社会医疗保险的真实保障水平研究——兼论"保障水平幻觉"[J].人口与经济,(5):65-71.

练乐尧,毛正中.2008.我国现阶段城市贫困人口健康状况调查 [J].卫生软科学,22(5):327-331.

刘国恩,William H Dow,傅正泓,等.2004.中国的健康人力资本与收入增长 [J].经济学季刊,4(1):101-118.

刘国恩,蔡春光,李林.2011.中国老人医疗保障与医疗服务需求的实证分析 [J].经济研究,(3):95-107.

刘克军,王梅. 2005.我国慢性病直接经济负担研究 [J].中国卫生经济,24(10):77-80.

刘小青.2014.农村重大疾病保障政策研究 [J].中州学刊,(3):70-74.

刘晓梅,刘波.2012.差异与整合:新农合改革政策分析 [J].农业经济问题,(6):26-34.

路易吉诺·布鲁尼,皮尔·路易吉·波尔塔,布鲁尼,等.2007.经济学与幸福 [M].上海:上海人民出版社.

马志雄,丁士军,张银银,等.2013.大病冲击、经济状况与农户筹资约束相互影响机制研究——基于四川童寺镇 1105 个农户的调查 [J].统计与信息论坛,28(5):95-101.

毛瑛,朱斌,刘锦林,等.2015.我国大病保险政策评价:基于旬邑县的实证研究 [J].中国卫生经济,34(8):10-14.

孟庆跃,马彦强,刘兴柱,等.1997. 山东省麻风病人疾病经济负担分析 [J].中国卫生事业管理,(11):606-607.

孟庆跃,袁璟,侯志远.2009.我国基层卫生机构服务功能分析 [J].中国卫生政策研究,2(11):1-6.

穆怀中,沈毅,樊林昕,等.2013.农村养老保险适度水平及对提高社会保障水平分层贡献研究 [J].人口研究,37(3):56-70.

穆怀中.1997.中国社会保障水平研究 [J].人口研究,21(1):48-57.

穆怀中.2003.社会保障水平发展曲线研究 [J].人口与社会保障,27(2):22-28.

潘杰,雷晓燕,刘国恩.2013.医疗保险促进健康吗?——基于中国城镇居民基本医疗保险的实证分析 [J].经济研究,(4):130-144.

钱军程,高军,饶克勤,等.2008.新型农村合作医疗制度试点对农民卫生服务利用的影响研究 [J].中国卫生统计,25(5):450-453.

乔勇,丁士军.2009.贫困地区农户应对疾病的筹资及效果:基于四川省阆中市的农户调查 [J].中国卫生经济,28(7):16-19.

邱东.1991.多指标综合评价中合成方法的系统分析 [J].财经问题研究,(6):39-43.

孙梅,励晓红,王颖,等.2011.降低居民家庭灾难性卫生支出:"总额预算+按服务单元付费"组合支付

方式预期效果之一 [J]. 中国卫生资源，14（1）：21-22.

孙晓杰，Clas Rehnberg，孟庆跃. 2008. 西宁和银川市城市居民灾难性卫生支出研究 [J]. 中国卫生事业管理，25（1）：12-15.

唐丹，邹君，申继亮，等. 2006. 老年人主观幸福感的影响因素 [J]. 中国心理卫生杂志，20（3）：160-162.

陶四海，赵郁馨，万泉，等. 2004. 灾难性卫生支出分析方法研究 [J]. 中国卫生经济，23（4）：9-11.

王兰芳，陈万明，崔晓宁. 2006. 江苏农村新型合作医疗保障水平的测定与分析 [J]. 人口与经济，（7）：73-77.

王丽丹，江启成，王安珏，等. 2012. 安徽省农村居民灾难性卫生支出状况分析 [J]. 中国卫生政策研究，5（4）：59-62.

王明涛. 1999. 多指标综合评价中权系数确定的一种综合分析方法 [J]. 系统工程，（2）：56-61.

王圣云，沈玉芳. 2011. 从福利地理学到福祉地理学：研究范式重构 [J]. 世界地理研究，20（6）：162-168.

王亚柯，王宾，韩冰洁，等. 2013. 我国养老保障水平差异研究——基于替代率与相对水平的比较分析 [J]. 管理世界，（8）：109-117.

王元月，马驰骋. 2004. "经济决定论"、非经济因素与合理水平实现——农村社会保障水平的确立原则与思路分析 [J]. 软科学，18（6）：15-17.

吴国宝. 2014. 福祉测量：理论、方法与实践 [M]. 北京：东方出版社.

项莉，罗会秋，潘瑶，等. 2015. 大病医疗保险补偿模式及补偿效果分析——以 L 市为例 [J]. 中国卫生政策研究，8（3）：29-33.

解垩. 2008. 医疗保险与城乡反贫困：1989-2006 [J]. 财经研究，34（12）：70-85.

徐烽烽，李放，唐焱. 2010. 苏南农户土地承包经营权置换城镇社会保障前后福利变化的模糊评价——基于森的可行能力视角 [J]. 中国农村经济，（8）：67-79.

徐恒秋. 2012. 安徽省新农合大病保障政策的经验与挑战 [J]. 中国卫生政策研究，5（12）：1-3.

徐凌忠，李佳佳，许建强. 2014. 山东省新农合重大疾病保险制度评价与对策研究 [J]. 卫生经济研究，（10）：72-75.

徐倩，谢勇，戴维周. 2003. 基于健康经济学视角的中国医疗保障水平分析 [J]. 财经研究，29（12）：45-49.

许建强，郑娟，李佳佳，等. 2015. 山东省某县新型农村合作医疗重大疾病医疗保险基金补偿评价研究 [J]. 中国卫生经济，34（5）：40-42.

杨金侠，江启成，李士雪，等. 2005. 新型合作医疗机构管理对策探讨 [J]. 中国医院管理，25（8）：57-58.

姚明霞. 2005. 福利经济学中非福利主义的兴起 [J]. 教学与研究，（8）：71-76.

叶静怡，王琼. 2014. 进城务工人员福利水平的一个评价——基于 Sen 的可行能力理论 [J]. 经济学（季刊），（4）：1323-1345.

于长永. 2012. 新型农村合作医疗制度建设绩效评价 [J]. 统计研究，29（4）：92-97.

于殿江，陈昕，蔡蒙琦. 2013. 新型农村合作医疗供给的 PPP 模式研究 [J]. 山东大学学报（哲学社会科学版），（6）：71-79.

袁志刚，李珍珍，封进. 2009. 城市化进程中基本养老保险制度的保障水平研究 [J]. 南开经济研究，（4）：3-14.

詹长春，周绿林. 2013. 城镇职工重大疾病医疗保障水平及影响因素研究——基于江苏省的实践调研 [J]. 软科学，27（7）：78-82.

张文彤. 2002. SPSS11 统计分析教程（高级篇）[M]. 北京：北京希望电子出版社.

赵绍阳，臧文斌，尹庆双. 2015. 医疗保障水平的福利效果 [J]. 经济研究，61（8）：130-145.

赵郁馨，陶四海，万泉，等. 2004. 农村家庭灾难性卫生支出案例研究 [J]. 中国卫生经济，23（4）：5-8.

周绿林，孙翠，刘石柱，等. 2011. 城镇职工重大疾病保障水平对比分析——江苏省三个样本市资料统计分析 [J]. 中国卫生事业管理，28（3）：184-185.

周绿林. 2013. 医疗保险学 [M]. 第2版. 北京：科学出版社.

周绿林，蒋欣，詹长春. 2014. 我国新型农村合作医疗保障水平测量和适宜度研究 [J]. 华东经济管理，28（2）：26-28.

周贤君，杨远吉，李立清. 2013. 新农合"乡镇住院全报销模式"效果评估——基于桑植县的调查数据[J]. 湖南农业大学学报（社会科学版），（6）：32-37.

周义. 2014. 巨工程项目冲击下移民的福利变迁、能力补偿和博弈分析 [D]. 重庆：重庆大学.

周忠良，高建民，周志英，等. 2012. 新型农村合作医疗改善卫生服务公平性效果评价 [J]. 中国卫生经济，31（4）：37-39.

邹珺. 2005. 农村"大病户"医疗服务利用及保障状况分析 [J]. 中国初级卫生保健，19（9）：1-4.

左延莉，王小万，代涛. 2009. 三城市六种疾病住院病人灾难性医疗支出研究 [J]. 卫生经济研究，（11）：28-29.

Abul Naga RH, Lamiraud K. 2009. Catastrophic health expenditure and household well-being[J]. Social Science Electronic Publishing.

Ajay M，Karan A，Engelgau M. 2001. The economic implications of non-communicable disease for India，health，nutrition and population [R]. Discussion Paper，The World Bank.

Ataguba J. 2009. The catastrophic effects of out-of-pocket payment for health care across three African countries-Ghana，south Africa and Tanzania [EB/OL]. http：//ihea2009. abstractbook. org / presentation /183/. 2009. 07. 12.

Berki SE. 1986. A look at catastrophic medical expenses and the poor [J]. Health Affairs. 5（4）：138-145.

Bowling A. 2005. Mode of questionnaire administration can have serious effects on data quality [J]. Journal of Public Health，7（3）：281-291.

Brinda EM，Andres RA，Enemark U. 2014. Correlates of out-of-pocket and catastrophic health expenditures in Tanzania： results from a national household survey [J]. BMC International Health and Human Rights，14（1）：5.

Buigut S，Ettarh R，Amendah DD. 2015. Catastrophic health expenditure and its determinants in Kenya slum communities [J]. International Journal for Equity in Health，14（1）：1-12.

Capuno JJ，Kraft AD，Quimbo SA，et al. 2015. Effects of price，information，and transactions cost interventions to raise voluntary enrollment in a social health insurance scheme： a randomized experiment in the philippines [J]. Health Economics，（6）：650-662.

Cerioli A，Zani S. 1990. A fuzzy approach to the measurement of poverty[M]. Berlin：Springer-Verlag：272-284.

Cheli B，Lemmi A. 1995. A totally Fuzzy and relative approach to the multidimensional analysis of poverty [J]. Economic Notes，（1）：115-133.

Choi JW，Choi JW，Kim JH，et al. 2015. Association between chronic disease and catastrophic health expenditure in Korea [J]. BMC Health Services Research，15（1）：26.

Deaton A，Grosh M. Consumption. *In*：Grosh ME，Glewwe P. 2000. Designing household Survey questionnaires for developing countries: lessons from fifteen years of the living standards measurement study [M]. Washington: World Bank.

Dekker M, Donselaar KV, Ouwehand P. 2004. How to use aggregation and combined forecasting to improve seasonal demand forecasts [J]. International Journal of Production Economics, 90 (2): 151-167.

Dercon S. 2004. Growth and shocks: evidence from rural Ethiopia [J]. Journal of Development Economics, 74 (2): 309-329.

Deroos K, Klugman J. 2011. Measuring human progress: the contribution of the human development index and related indices [J]. Revue Déconomie Politique, 5 (3): 778-790.

Des Gasper, 陆丽娜. 2005. 人类福利: 概念和概念化 [J]. 世界经济文汇, (3): 65-90.

Easterlin RA. 2001. Income and happiness: towards a unified theory [J]. Economic Journal, (6): 465-484.

Ekman B. 2007. Catastrophic health payments and health insurance: some counterintuitive evidence from one low-income country [J]. Health Policy, 83 (2-3): 304-313.

Erikson R, Aberg R. 1987. Welfare in Transition [M]. Oxford: Clarendon Press.

Ezat WS, Aizuddin AN, Zainuddin Z, et al. 2012. Catastrophic health expenditure and its influencing factors in Malaysia [J]. BMC Health Services Research, (12): 2-4.

Filmer D, Hammer JH, Pricheet LH. 2002. Weak links in the chain II: a prescription for health policy in poor countries [J]. World Bank Research Observer, 17 (1): 47-66.

Frank RG. 2009. Household strategies to cope with the economic costs of illness[J]. Soc Sci Med, (3): 291-301.

Garrin G, James C. 2008. Social health insurance: key factors affecting the transition towards universal coverage [J]. International Social Security Review, 58 (1): 45-64.

George LK, Bearon LB. 1980. Quality of life in older persons: meaning and measurement [M]. New York: Human Sciences Press.

Giedion U. 2009. Expenditure and loss of income incurred by tuberculosis patients before reaching effective treatment in Bangladesh [J]. Int J Tuberc Lung Dis, 2 (3): 252-254.

Green WH. 2000. Econometric analysis [M]. Englewood Cliffs: Prentice Hall.

Grossman M. 1976. On the concept of health capital and the demand for health [J]. Journal of Political Economy, (70): 223-255.

Grossman M. 1999. The human capital model of the demand for health [R]. Handbook of Health Economics.

Grossman M. 2000. The human capital model [M]. Amsterdam: Elsevier Science.

Gubhaju BB, Moriki-Durand Y. 2003. Below-replacement fertility in East and Southeast Asia: consequences and policy responses [J]. Journal of Population Research, 20 (1): 1-8.

Guessous I. 2012. Expenditure on healthcare incurred by diabetic subjects in a developing country: a study from southern India [J]. Diabetes Res Clin Pr, (1): 37-42.

Harris JP Jit MD, Edmunds WJ. 2007. Evaluating rotavirus vaccination in England and Wales part I. Estimating the burden of disease [J]. Vaccine, 25 (20): 3962-3970.

Heeley E, Anderson CS, Huang Y, et al. 2009. Role of health insurance in averting economic hardship in families after acute stroke in China [J]. Stroke, 40 (6): 2149-2156.

Jaglekar R. 2008. Can insurance deduce catastrophic out-of-pocket health expenditure [J]. Health Policy, (16): 2-29.

Kasper JA，Andersen R，Brown C. 1975. The financial impact of catastrophic illness as measured in the CHAS-NORC national survey：prepared for the national center for health service research ［M］. Chicago：University of Chicago.

Kawabata K，Xu K，Garrin G. 2002. Preventing impoverishment through protection against catastrophic health expenditure ［J］. Bulletin of the World Health Organization，80（8）：612.

Kim S，Kwon S. 2015. Impact of the policy of expanding benefit coverage for cancer patients on catastrophic health expenditure across different income groups in south Korea ［J］. Social Science &Medicine，（138）：241-247.

Kisa A. 2001. The Turkish commercial health insurance industry ［J］. Journal of Medical Systems，25（4）：233-239.

Kronenberga C，Barros PP. 2014. Catastrophic healthcare expenditure-drivers and protection： the portuguese case ［J］. Health Policy，（1）：44-51.

Kruk ME，Goldmann E，Galea S. 2009. Borrowing and selling to pay for health care in low- and middle-income countries ［J］. Health Affairs，28（4）：1056-1066.

Lara JLA，Gomez FR. 2011. Determining factors of catastrophic health spending in Bogota，Colombia ［J］. International Journal of Health Care Finance & Economics 11（2）：83-100.

Lisac M，Blum K，Schlette S，et al. 2008. Health systems and health reform in Europe ［J］. Intereconomics Review of European Economic Policg，43（4）：184-218.

Luppa M. 2007. Cost-of-illness studies of depression—a systematic review ［J］. Journal of Affective Disorders，98（1-2）：29- 43.

Makinen M，Waters H，Rauch M，et al. 2010. Inequalities in health care use and expenditures：empirical data from eight developing countries and countries in transition ［J］. Bulletin of the World Health Organization，78（1）：55-64.

Martinetti EC. 2000. A multidimensional assessment of well-being based on Sen's functioning approach ［J］. Rivista Internazionale di Scienze Sociali，（2）：207-239.

Meng Q，Xu L，Zhang Y，et al. 2012. Trends in access to health services and financial protection in China between 2003 and 2011：a cross-sectional study ［J］. Lancet，379（9819）：805-814.

Misra S，Awasthi S，Singh JV，et al. 2015. Assessing the magnitude，distribution and determinants of catastrophic health expenditure in urban Lucknow， north India ［J］. Clinical Epidemiology and Global Health，3（1）：10-16.

Murray CJL，Vos T，Lozano R，et al. 2012. Disability-adjusted life years（DALYs）for 291 diseases and injuries in 21 regions，1990-2010：a systematic analysis for the global burden of disease study 2010 ［J］. The Lancet，（9859）：2197-2223.

Musgrare RA. 1959. The theory of public finance ［M］. New York：McGraw Hill.

Mushkin SJ. 1962. Health as an investment ［J］. Journal of political economy，70（5）：129-157.

Ngalula J，Urassa M，Mwaluko G，et al. 2002. Health service use and household expenditure during terminal illness due to AIDS in rural Tanzania ［J］. Trop Med Int Health，7（10）：873-877.

O'Donnell O，Van Doorslaer E. 2010. Explaining the incidence of catastrophic expenditures on health care：Comparative evidence from Asia ［R］. Working Paper，（6）：12-28.

Peabody JW, Lee SW, Bickel SR. 1995. Health for all in the republic of Korea: one country's experience with implementing universal health care [J]. Health Policy, 31 (1): 29-42.

Pigou AC. 1952. The economics analysis of walfare [M]. London: Macmillan.

Pitayanon S, Kongsin S, Janjaroen W. 1997. The economics of HIV and AIDS: the case of South and South East Asia [M]. Delhi: Oxford University Press.

Propper C. 2000. The demand for private health care in the UK [J]. Journal of Health Economics, 19 (6): 855.

Ranson MK. 2002. Reduction of catastrophic health care expenditures by a community-based health insurance scheme in Gujarat, India: current experiences and challenges [J]. Bulletin of the World Health Organization, 80 (8): 613.

Ranson MK. 2002. Reduction of catastrophic health care expenditures by a community-based health insurance scheme in Gujrat, India: current experiences and challenges[J]. Bulletin of the World Health Organization, 80 (8): 613.

Robano V, Smith SC. 2013. Multidimentional targeting and evaluation: a general framework with an application to a poverty program in Bangladesh [R]. Social Science Electronic Publishins.

Roche JM. 2008. Monitoring inequality among social groups: a methodology combining fuzzy set theory and principal component analysis [J]. Journal of Human Development, 9 (3): 427-452.

Rubinfeld D. 1987. The economics of the local public sector [A]. In: Alan Auerbach&Martin Feldstein eds., handbook of public economies [C]. Amsterdam: North-Holland: 571-645.

Runciman WG. 1966. Relative deprivation and social justice: a study of attitudes to social inequality in twentieth-century England [M]. London: Routledge.

Saito E, Gilmour S, Rahman MM, et al. 2014. Catastrophic household expenditure on health in Nepal: a cross-sectional survey [J]. Bull World Health Organ, 92 (10): 760-767.

Sahn, DE, Younger S D, Genicot, G. 2003. The demand for health care services in rural Tanzania [J]. Oxford Bulletion of Economics and Statistics, 65 (2): 241-260.

Samuelson PA. 1954. The pure theory of public expenditure [J]. Review of Economics and Statistics, (36): 387-389.

Samuelson PA. 1955. Diagrammatic exposition of a theory of public expenditure [J]. Review of Economics and Statistics, 37 (4): 350-356.

Schultz TP, Tansel A. 1996. Wage and labor supply effects of illness in Cote d'lvoire and Ghana: instrument variables estimating for day disabled [J]. Journal of Development Economics, 53 (2): 251-286.

Sekhar B. 2009. The costs of maternal -newborn illness and mortality. Moving towards universal coverage: issues in maternal-newborn health and poverty [R]. World Health Organization.

Sen A. 1981. Plural Utility [J]. Proceedings of the Aristotelian society, (81): 193-215.

Sen A. 1992. Inequality reexamined [M]. Cambridge: Harvard University Press.

Sen A. 1993. Capability and well-being [J]. The Quality of Life: 30-54.

Sen A. 2004. Capabilities, lists, and public reason: continuing the conversation[J]. Feminist Economics, 10 (3): 77-80.

Sen A. 2004. The Standard of living: lecture Ⅰ, concepts and critiques and the standard of living: Lecture Ⅱ, lives and capabilities [J]. The standard of living: 20-38.

Shi W，Chongsuvivatwong V，Geater A，et al. 2010. The influence of the rural health security schemes on health utilisation and household impoverishment in rural china: data from household survey of western and central china [J]. International Journal for Equity in Health，(9): 7-19.

Shobhana R，Rama RP，Lavanya A，et al. 2000. Expenditure on healthcare incurred by diabetic subjects in a developing country: a study from southern India [J]. Diabetes Res Clin Pr，48 (1): 37-42.

Sickles RC，Yazbeck A. 1998. On the dynamics of demand for leisure and the production of health [J]. Journal of Business and Economic Statistics，16 (2): 187-197.

Skroumpelos A，Pavi E，Pasaloglou S，et al. 2014. PCV 166-Catastrophic health expenditures and chronic condition patients in Greece [J]. Value in Health，17 (7): A501-A502.

Smith GD. 1990. The black report on socioeconomic in equality in health 10 years on [J]. BMJ，(301): 18-25.

Sun X，Sleigh AC，Garmichael GA，et al. 2010. Health payment-induced poverty under China's new cooperative medical scheme in rural Shandong [J]. Health Policy and Planning: 1-8.

Tinker I. 1990. Persistent inequalities: women and world development [M]. New York: Oxford University Press.

Townsend P. 1979. Poverty in the United Kingdom: a survey of household resources and standards of living [M]. Harmondsworth: Penguin Books.

Travers P，Richardson S. 1997. Material well-being and human well-being [C]. summary in F. Ackerman et al. (eds): 26-29.

Vivian RW. 2007. South african insurance markets [M]. New York: Springer US: 679-741.

Wagstaff A，Doorslaer E. 2003. Catastrophe and impoverishment in paying for health care: with applications to Vietnam，1993-98 [J]. Health Economics，(12): 921-934.

Wagstaff A，Yip W，Lindelow M，et al. 2009. China's health system and its reform: a review of recent studies [J]. Health Economics，18 (S2): S7-S23.

Xu K，Evans DB. 2003. Household catastrophic health expenditure: a multicountry analysis [J]. The Lancet，362: 35-37.

Xu K. 2005. Designing health financing systems to reduce catastrophic health expenditure [J]. WHO /EIP/HSF/PB，(2): 55-67.

Yardima MS，Gilingiroglua N，Yardimb N. 2010. Catastrophic health expenditure and impoverishment in Turkey [J]. Health Policy，(1): 26-33.

Yb B，Meng Q，Collins C，et al. 2010. How does the new cooperative medical scheme influence health service utilization?a study in two provinces in rural China [J]. BMC Health Services Research，(1): 116.

Yi Hongmei. 2009. A theory of the consumption function Princeton [M]. Princeton: Princeton University Press.

Yip W，Hsiao W. 2009. China's health care reform: a tentative assessment [J]. China Economic Review，20 (4): 613-619.

You X，Kobayashi Y. 2009. The new cooperative medical scheme in China [J]. Health Policy，(1): 1-9.

Zadeh LA. 1965. Fuzzy sets [J]. Inf Control，(8): 338.

附录1 《农民重特大疾病保障和救助机制》调查表

尊敬的医保单位：

您好！非常感谢您能参与这次问卷调查！本次调查的目的主要是了解在目前城镇化背景下，随着农民身份和生活方式的变化，农民重特大疾病的保障和救助现状，以便发现问题、解决问题，从而促进重特大疾病保障和救助制度的健康发展，同时，为我们的课题研究提供数据支持。希望您能提供宝贵的信息和意见。您所填写的任何资料，我们将为您保密。

对您的支持和配合我们表示衷心的感谢！

一、新农合基本情况（附表 1-1 至附表 1-5）

附表 1-1　参合人数及年龄分布

年份（年）	应参合人数（万人）	实际参合人数（万人）	18 岁及以下（万人）	18～60 岁（万人）	60 岁以上（万人）
2010					
2011					
2012					
2013					
2014					

附表 1-2　新农合筹资标准

年份（年）	中央标准 [元/（人·年）]	省级标准 [元/（人·年）]	市级标准 [元/（人·年）]	县级标准 [元/（人·年）]	乡镇标准 [元/（人·年）]	村集体标准 [元/（人·年）]	个人缴费标准 [元/（人·年）]	其他 [元/（人·年）]	合计 [元/（人·年）]
2010									
2011									
2012									
2013									
2014									

附表1-3　新农合筹资总额

年份 （年）	中央补助 （万元）	省级补助 （万元）	市级补助 （万元）	县级补助 （万元）	乡镇补助 （万元）	村集体补助 （万元）	个人缴费 （万元）	其他 （万元）	合计 （万元）
2010									
2011									
2012									
2013									
2014									

附表1-4　新农合基金支付情况

年份（年）	门诊支付金额 （万元）	住院支付金额 （万元）	总支付金额 （万元）	当年基金结余额 （万元）	累计结余额 （万元）
2010					
2011					
2012					
2013					
2014					

附表1-5　参合人员住院医疗费用及补偿情况

年份（年）	出院总人数（人）	医保可报范围内医疗费用（万元）					个人自费费用（万元）	医疗费用总计（万元）
		新农合补偿费用	大病保险补偿费用	其他支付的费用	个人自付费用	合计		
2010								
2011								
2012								
2013								
2014								

注：个人自费费用是指医保目录报销范围之外的由个人用现金支付的医疗费用；　个人现金支付总额=个人自付费用+个人自费费用。

二、农村居民大病保险情况（附表1-6至附表1-8）

附表1-6　2013~2014年农村居民大病保险参保与筹资情况

年份（年）	应参保人数（人）	实际参保人数（人）	缴费标准［元/（人·年）］	实筹保费（元）
2013				
2014				

附表 1-7　2013～2014 年农村居民大病保险基金支出与结余情况

年份（年）	实付医疗费总额（元）	综合管理费支出总额（元）	保费结余额（元）	保费结余率（%）
2013				
2014				

附表 1-8　2013～2014 年农村居民大病患者医疗费用负担情况

年份（年）	大病患者报销人数（人）	医保可报围内医疗费用（元）					个人自费费用（元）	医疗费用总计（元）
		新农合基金支付	大病保险基金支付	个人自付	其他支付（救助、慈善等）	合计		
2013								
2014								

三、医疗救助情况（附表 1-9）

附表 1-9　最近 5 年贵地医疗救助制度筹资与救助情况

年份（年）	医疗救助筹资总额（万元）	医疗救助人数（人）	医疗救助人次（人）	每次救助金额（元）	医疗救助总额（万元）	救助病种
2010						
2011						
2012						
2013						
2014						

四、近 5 年农村居民重大疾病保障情况（附表 1-10 至附表 1-11）

附表 1-10　2010 年各种重大疾病患病情况及补偿情况

除国家明确规定的 2 种重大疾病病种外，当年本地新农合规定的重大疾病病种共有_____种，具体情况请补充填写表。

重大疾病病种名称	患病总人数（人）	患病总人次（人）	医保可报范围内医疗费用（万元）					个人自费用（万元）	医疗费用总计（万元）
			新农合补偿费用	大病保险补偿费用	其他支付的费用	个人自付费用	合计		
儿童急性白血病									
儿童先天性心脏病									

附表 1-11 2013 年各种重大疾病患病情况及补偿情况

除国家明确规定的 22 种重大疾病病种外，当年本地新农合规定的重大疾病病种共有_____种，具体情况请补充填写表。

重大疾病病种名称	患病总人数（人）	患病总人次（人）	医保可报范围内医疗费用（万元）					个人自费费用（万元）	医疗费用总计（万元）
			新农合补偿费用	大病保险补偿费用	其他支付的费用	个人自付费用	合计		
儿童急性白血病									
儿童先天性心脏病									
终末期肾病									
妇女乳腺癌									
宫颈癌									
重性精神疾病									
耐多药肺结核									
艾滋病机会性感染									
血友病									
慢性粒细胞白血病									
唇腭裂									
1 型糖尿病									
甲亢									
急性心肌梗死									
脑梗死									
系统性红斑狼疮									
再生障碍性贫血									
肺癌									
食管癌									
胃癌									
结肠癌									
……									

附录 2 《农民重特大疾病保障和救助机制》课题访谈提纲

（1）业内关于采用按病种界定的新农合重大疾病政策还是按费用界定的大病保险政策争议较大，您觉得应该如何界定重大疾病概念？如何评价上述两项政策？

（2）贵地目前按病种界定的新农合重大疾病有多少种？对这些病种有哪些特殊的保障政策？

（3）贵地何时开始实施农村居民大病保险的？是委托哪家保险公司经办的？是如何确定"大病"标准的？大病保险费来源于何处？

（4）贵地参合人员是否全部都参加了农村居民大病保险？参合个人是否需要交费？

（5）贵地农村居民大病保险的报销比例是如何规定的？大病医疗费用报销有"封顶线"吗？若有，是多少？

（6）贵地新农合管理机构目前与商保机构主要就哪些方面进行合作？商保与社保在盈利与风险共担方面是如何确定的？

（7）贵地农村居民大病保险有哪些特色或突出优势？当前存在哪些主要问题？可从哪些方面改善？

（8）贵地医疗救助是由哪个部门主管和实施的？贵地医疗救助的对象包括哪些人群？

（9）贵地医疗救助有哪些突出优势？当前存在哪些主要问题？可从哪些方面改善？

（10）贵地新农合制度、新农合重大疾病保障政策、农村居民大病保险、医疗救助制度（慈善）等这些制度在医疗费用报销顺序上是如何衔接的？效果如何？

（11）您对贵地的新农合制度、新农合重大疾病保障政策、农村居民大病保险、医疗救助制度（慈善）等这些制度是否满意？理由是什么？

（12）您认为贵地农村居民重大疾病的总体保障水平如何？您对农村居民大病保障有哪些建议？

附录3 参合大病患者医疗费用负担情况调查问卷

问卷编号：　　　　　　　　　　　调查员：

　　朋友，您好！这是一份针对参合大病患者的问卷，需要大病患者本人或者非常熟悉患者就医情况的家人作答，答案没有对错，请根据患者的实际情况做答！我们承诺问卷仅用于学术研究！衷心感谢您的合作，祝您和家人身体健康！

江苏大学大病保障研究课题组　江苏·镇江

2015 年 10 月 12 日

　　除特殊说明外，问卷选项均为单项选择，请您在括号内填写选项序号，或在正确答案序号上打"√"，划横线的地方请根据患者实际情况填写。

　　患者家庭住址：省县（市）区（乡、镇）村

1. 患者的性别：（　　　）

A. 男　　　　　　　B. 女

2. 患者的年龄：＿＿＿岁（周岁）

3. 患者的婚姻状况：（　　　）

A. 未婚　　　　B. 已婚　　　　C. 离异　　　　D. 丧偶

4. 患者的文化程度：（　　　）

A. 没上过学　　　B. 小学　　　C. 初中/中专　　D. 高中

E. 大学本科/专科　F. 研究生及以上

5. 患者家庭共有＿＿＿口人，其中＿＿＿个主要劳动力，＿＿＿个在读学生，＿＿＿个60岁及以上老年人

6. 患者本人是否是户主：（　　　）

A. 是　　　　　　B. 不是

7. 患者所患大病名称是：＿＿＿＿＿＿＿（当前主要疾病名称）

8. 患者患这一疾病共＿＿＿年

9. 对上述疾病，患者有没有进行住院治疗：（　　　）

A. 有，住院总天数＿＿＿天，家中陪护人

B. 没有，主要治疗途径是：（自填，如门诊治疗、自行买药、民间药方、未治疗等）

10. 患大病前/时，患者是否还患有其他经医务人员明确诊断、需要长期服药的慢性病：（　　　）

A. 没有

　　B. 有，疾病名称：____（自填，如高血压、冠心病、糖尿病、精神异常、精神病、慢性气管炎、肺气肿或其他）

　　11. 患者患大病前每年支出医疗费用金额：____元，其中个人自付医疗费用：____元

　　12-1. 患者患大病后每年医疗费用支出金额：____元，其中个人自付医疗费用：____元；患者个人自付医疗费用的最主要经济来源：（　　）

　　A. 家庭储蓄　　　B. 亲友借款　　　C. 银行借贷　　　D. 其他

　　12-2. 患者治疗过程中，是否因为资金紧张减少了必要的医疗服务、药品的使用？

　　A. 基本没有　　　B. 减小 10%　　　C. 减少 20%

　　D. 减少 30%　　　E. 减少一半以上

　　13. 患者患大病前个人经济收入：____元/月；患大病后个人经济收入：____元/月

　　14. 患者患大病前家庭经济收入：____元/月；患大病后家庭经济收入：____元/月

　　15-1. 相比患病前，患者家庭经济状况如何变化？（　　）

　　A. 明显恶化　　　B. 稍有恶化　　　C. 没有变化

　　D. 稍有转好　　　E. 明显转好

　　15-2. 相比同地区一般家庭，患者家庭当前经济状况：（　　）

　　A. 远低于平均水平　　　　　　B. 低于平均水平　　　　　　C. 平均水平

　　D. 高于平均水平　　　　　　　E. 远高于平均水平

　　16. 患者患病前、后工作情况：（　　）

　　A. 患病前后均无工作　　　　　B. 患病前有，患病后无

　　C. 患病前无，患病后有　　　　D. 患病前后均有